「究極のツボ」を刺激すると健康になる

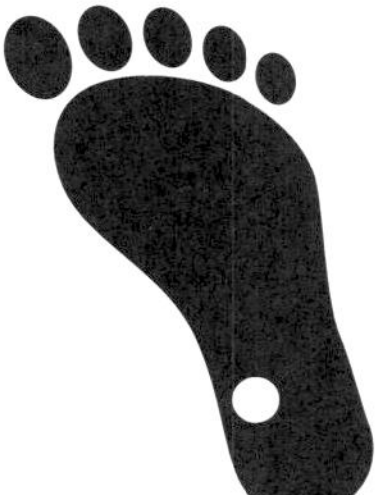

了徳寺健二・著

順天堂大学医学部名誉教授
奥村 康・監修

アスコム

寝起きから、すでに疲れている

小さな文字だと
すぐに目のピントが合わない

もう何日もお通じが来ない

電車に乗ると
空席を探す自分がいる

同じ姿勢で座っていると
足がしびれている

食事後は、しばらく
胃がもたれている

これまでとは違う、
ちょっとした身体の変調に気づいていますか？
少しでも気になったら
「究極のツボ」を刺激してください。

はじめに

「究極のツボ」は多くの病気に効果がある

「究極のツボとは何？」
「普通のツボと何が違うの？」

この本を手に取った方は、そう思われたことでしょう。
今まで知られているツボと「究極のツボ」との大きな違い。
一言でいえば「多くの病気に効果がある」ということです。

「究極のツボ」を刺激することで効果がある症状は、高血圧、便秘、不眠、肩こり、膝痛、アレルギー、糖尿病、がん、視力低下、白内障、うつ病、認知症、脳梗塞など多岐にわたります。

「そんな都合のいいツボあるの？」

そういう声も聞こえてきそうです。このツボは、近年、私が中心となって行った多数の**臨床実験の結果、発見されたものです。**

科学的なデータに基づいており、日本をはじめ、米国、豪州、韓国、中国で特許を取得しています。著名な国際学術医学誌『Laser Therapy』に論文も掲載されて、国際的な評価も高いのです。

しかし、なぜツボを刺激するだけで病気に効くのでしょうか。

タネを明かせば簡単です。**ポイントは「血流」**。この「究極のツボ」は、血流をアップさせる効果があります。

詳細は、この本を通じて説明していきますが、血液は、人間の身体のすみずみまで栄養や酸素を送り届けます。

栄養や酸素はタンパク質の合成や分解に重要な役割を果たします。そして同時に、熱を生み出し、代謝によって生じた老廃物を血液が運び出すのです。

しかし、血液の循環が滞ると、その機能が低下してしまいます。栄養や酸素が行き届かなくなり、老廃物が排出されなくなると、身体を構成する細胞の働きが弱まります。

それが、病気の元となるのです。

そして、血流不足がもたらす、最も顕著な症状。

それが「冷え」です。

冷えは現代病、女性だけではない

「冷えは万病の元」

昔から伝わることわざですが、身体を冷やしてはいけないという教えです。

最近、特に言われるようになっている言葉で、**身体を冷やすと、病気から身体を守る免疫力が低下することもわかってきました。**

冷えは、手足や腰などがいつも冷たく感じる症状、または体質のことをいいます。

冷えが起こる原因は、先ほど説明したように血流が不足するためです。

体温を生む力も低下し、低体温状態となります。血行が悪くなると老廃物を運び出せないので、血管が詰まりやすくなるのです。

医療の現場でも、さまざまな疾病に悩んでいる患者さんたちの身体を検査すると、多くの方が平均体温をはるかに下回る数値であることが明らかになっています。つまり低体温という事実です。

健康な人の体温はおよそ36・5度です。

37度になるといわゆる「熱がある」と思う人がいますが、それくらいなら、さほど問題ないと考えてもよいのです。

近ごろは、35度台の人も多く、平熱であると思うかもしれませんが、これは普通であるとは決して言えません。むしろ異常値なのです。

また、冷えは女性特有の症状と思われている方はいませんか。一般的に日本人の女性の7割は冷えに悩んでいるといわれています。

一方で、**男性の場合は3割だといわれています。しかしその割合は、男性にお**

いて増えており、必ずしも冷えが女性だけの症状であるとは言い切れなくなっています。

現代病でもある冷え

なぜ、最近になって冷えに悩む人が増えているのでしょうか。

その一つに、室内の空調設備が整いすぎていることがあります。

自宅やオフィスビルだけでなく、最近では通勤電車や地下街などでもエアコンが働いており、そうした施設に入ると、時に肌寒さを感じることもあるほどです。

ところが、施設から一歩外に出ると、真夏の暑さを直に感じることになります。

冬でも暖房がきいて、むしろ蒸し暑さを感じることがあります。外に出ると冷気が襲い、身体の芯が冷えることになります。

本来、身体の体温は、自律神経によって調整されるのですが、外的要因で急激な体温変化を余儀なくされることで、人間本来の機能を失うようになっているのです。

誤解してほしくないのですが、エアコンや暖房機器が悪いと言っているのではありません。猛暑の中で熱中症を避けるために、今ではエアコンは必須です。**社会が便利になることで、現代に生きる我々は本来持つ機能を衰えさせることがあるのだということです。**

また、冷蔵庫や冷凍庫、コンビニエンスストアや自動販売機の普及で、夏であれば、キンキンに冷えたドリンクを飲むことができるようになったことも、冷えの要因の一つとして挙げることができるでしょう。

運動不足もあります。**体温の４割近くは筋肉の発熱によるものといわれています。**

自動車、電車に限らず、エスカレーター、エレベーター、歩く歩道など移動手段の発達もあって、現代人の筋力は落ちています。運動不足からくる筋力の低下が原因の体温低下もあるのです。

冷えは、現代病の一つだと言ってもよいのです。

冷えが引き起こす諸症状

先ほど「冷えは万病の元」と書きましたが、血流が不足することで起こった冷えは、実際にどのような病気を引き起こすのでしょうか。

冷えによる代表的な症状には、肩こり、頭痛、腰痛、生理痛などがあります。めまい、耳なり、吐き気、手足のしびれ、下痢、便秘、消化不良などの消化器系の病気も発生します。

さらに、不眠、不安、いらいらなどの精神的な症状が出ることもあります。例えば、最近の子供の中に「キレやすい」子が多くなっているといわれています。その要因にはさまざまなことがありますが、キレやすい子供の多くは、低体温であるという報告もあります。

さらに、高血圧、動脈硬化などの血管に起こる病気、肝臓や腎臓のトラブル、糖尿病、高脂血症も冷えが影響します。その最たるものはがんだと言えるでしょう。

冷えを解消する「ストレスフリー療法」

冷えを解消するためにはどうしたらよいのか。

それは身体を温めることです。

しかし、身体の外側から温めるだけでは、充分ではありません。血流を良くすることで、身体全体を内側から温めることが大切です。

血流を良くするためには、鍼灸《しんきゅう》による治療もありますが、それよりもはるかに優れた治療法があるのです。**それが、「究極のツボ」に施す「ストレスフリー療法」です。**

東洋医学では一般的に、ツボの数は1年の日数になぞらえて365カ所あるといわれています（世界保健機構〈WHO〉では361カ所）。

また、皮膚表面に存在する体表点のなかには、内臓の異常により各臓器に付随する筋肉に緊張を生む内臓体壁反射と呼ぶものや、指などで圧迫したときに痛みが出る圧痛点などがあります。

「ストレスフリー療法」に関するツボは「究極のツボ」を含め全部で9つありますが、そのうち足裏にある7つは私たちが新たに発見したものです。これらは、3000年以上の歴史を持つ東洋医学のツボにも、また生理学的に知られる内臓体壁反射や、医学の基礎的な知識でもある圧痛点にも存在しない独自のものなのです。

血流を改善する究極のツボ「F点」

実験の結果、**関連するツボのうち４カ所を刺激することで、ストレスホルモンの分泌が低下し、劇的に血流が良くなることがわかりました。**「ストレスフリー療法」と呼ぶのは、このためです。

ツボについての詳細は後ほど解説しますので、ここでは簡単に紹介しましょう。

一つは「中脘（ちゅうかん）」とよばれるツボです。ちょうどお腹の真ん中あたりにあります。

２つめは、膝のやや下部にある「足の三里」と呼ばれているツボです。

この「足の三里」は、松尾芭蕉が『奥の細道』の最初に「ももひきの破れをつづり、傘の緒つけかへて、三里に灸すうるより、松島の月まづ心にかかりて……」と書いており、記憶にある方もいるかと思います。

あとの2つは、足裏にある新たに発見した7つのツボのうち、両足のそれぞれ1ヵ所ずつを使うのですが、これまでの私たちの知見からは、**「F点」と呼ばれるところが最も有効であることがわかってきました。これこそが、「究極のツボ」なのです。**

「ストレスフリー療法」は、この体表点を、金とアルミでできた導子から、火傷をしない程度の50℃未満の心地よいレーザー光線（遠赤外線）で、間欠的に15～30分間、温熱刺激を与えるものです。

この「ストレスフリー療法」により、先ほども述べましたように、劇的に血流が増加するのです。

血流がアップすることで、肩こり、頭痛、手足のしびれ、消化不良、高血圧、糖尿病などが大幅に改善するのです。

深刻な病気になる前に体質改善

そしてこの「ストレスフリー療法」が何よりも優れているのは、副作用のない安全な治療だということにあります。

これまで数多くの臨床事例において、医療事故や治療対象の疾病の悪化が皆無であったことは、特筆に値することです。

誰でも、健康的な生活を過ごしたいのです。

そのとき、身体から発するちょっとしたシグナルを見過ごしてはいけません。

その一つが、冷えなのです。

自分は低体温だけど、日常の生活にはあまり影響しないと思っている方。

冷えは、女性の症状だから自分には関係ないと思っている男性の方。

そうした考えは、間違っています。

私たちの「ストレスフリー療法」は東洋と西洋の医学の融合により生まれたものですが、東洋医学には「未病」という言葉があります。

「未病」は深刻な病気になる前に、体質を改善していこうという考え方です。ちょっとでも身体に変調を感じた方には、ぜひ、本書を一読していただければと思います。

健康になれる
9つのツボを
紹介します

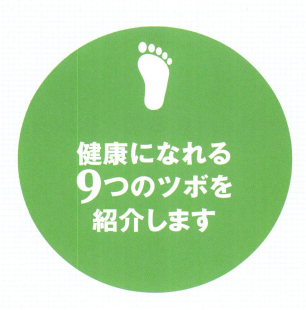

血流が増大し、人々を健康に導く9つのツボは身体のどこにあるのでしょうか。

足裏7カ所（片足）、左膝下の足の三里、お腹の真ん中ほどに位置する中脘《ちゅうかん》です。

ストレスフリー療法では、そのうち「究極のツボ」F点を含めた
4カ所を同時に刺激します。

28～30ページで、刺激するツボについて詳しく紹介します。

それ以外のツボも、それぞれに効果・効能があり、
詳しくは31ページ以降で説明します。

刺激する方法は、専用の機器を使った温熱刺激と指圧の2パターンです。

機器を利用する場合、血流は大幅に増えます。指圧でも、一定の効果が見込めます。簡単にできる指圧の方法は141～151ページでご紹介しています。

新発見!! 足裏７つのツボ

著者が独自に発見した７つのツボ。
便宜上、ＡからＧまでのアルファベットで呼びます。
一番、効果の高いＦ点が「究極のツボ」です。

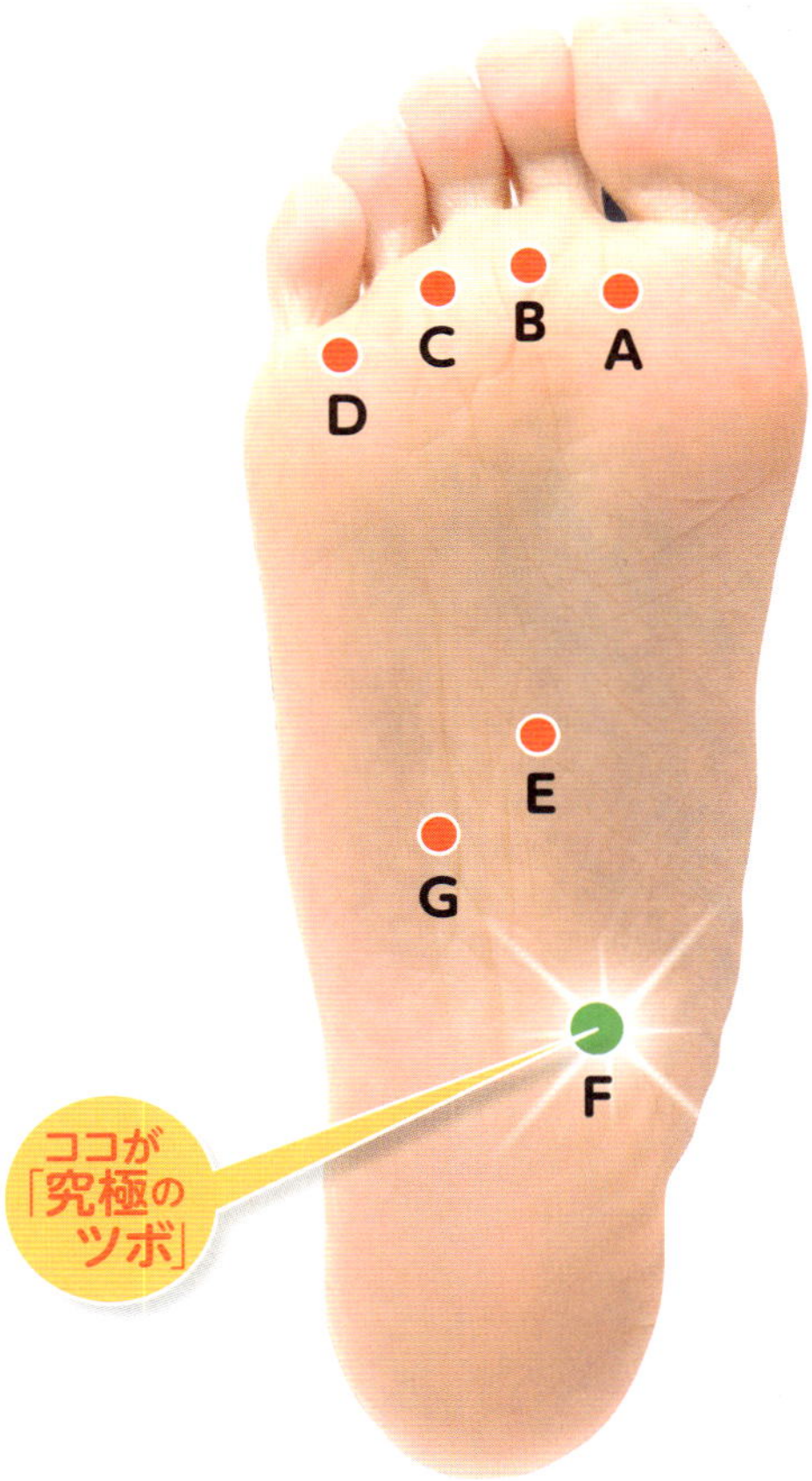

ツボの見つけ方

ツボは外から見ただけではわかりづらいかもしれません。でも慣れてくると、それほど難しいことではありません。

皮膚がくぼんでいるところ、あるいは柔らかく凹んでいるところがツボなのです。写真や指寸法を参考にして、だいたいの位置を押してみてください。

身体に不調があると、それに関連したツボが反応します。その時々に応じて、反応する場所も違ってきます。お腹にある中脘のように、身体の中心にあるものを除いて、ツボは必ず左右対称に存在するので、左右両方のツボを刺激してみてください。

頭で考えるよりは、指で感じることが大切です。それができるようになれば、ツボも見つけられるでしょう。

指寸法

1寸	親指の横幅か、中指の第1関節から第2関節までの間
1.5寸	人差し指と中指を合わせた幅
3寸	親指以外の4本の指を合わせた幅

※人によって体型が違うので、ツボは一律に測れるものではありません。
ご自身の手指を基準に、上記を目安にポイントを見つけてください。

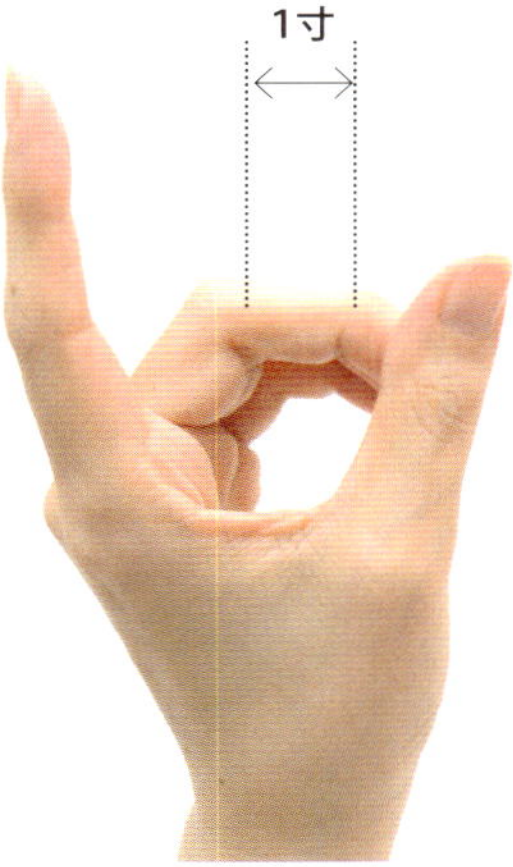
1寸
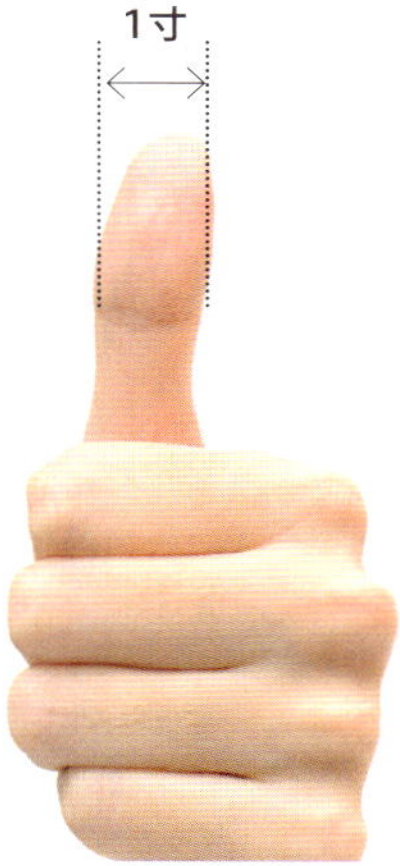
1寸
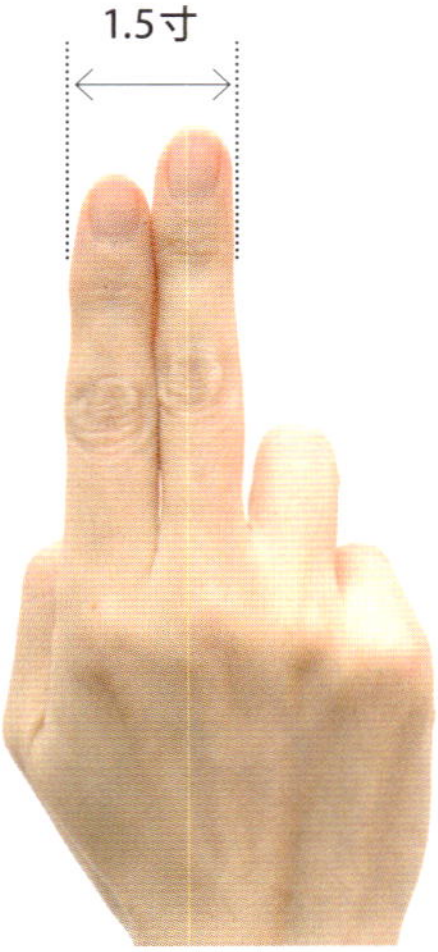
1.5寸
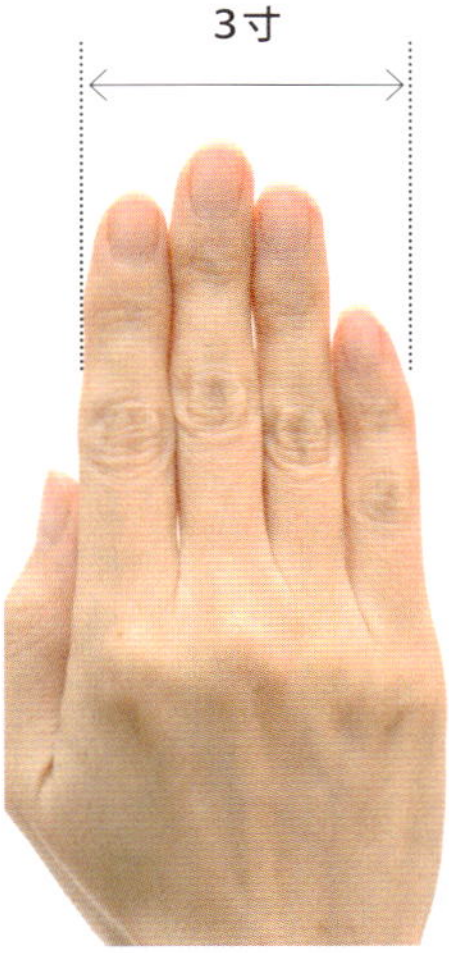
3寸

Fのツボ

究極のツボ!!

効能

7つのツボの中の「万能点」。生活習慣病をはじめ、がん、リウマチ、うつ病、認知症など幅広く効果があります。

場所

親指と人差し指の間から垂直に下に伸ばした線と、内くるぶしから伸ばした線が交わる箇所。

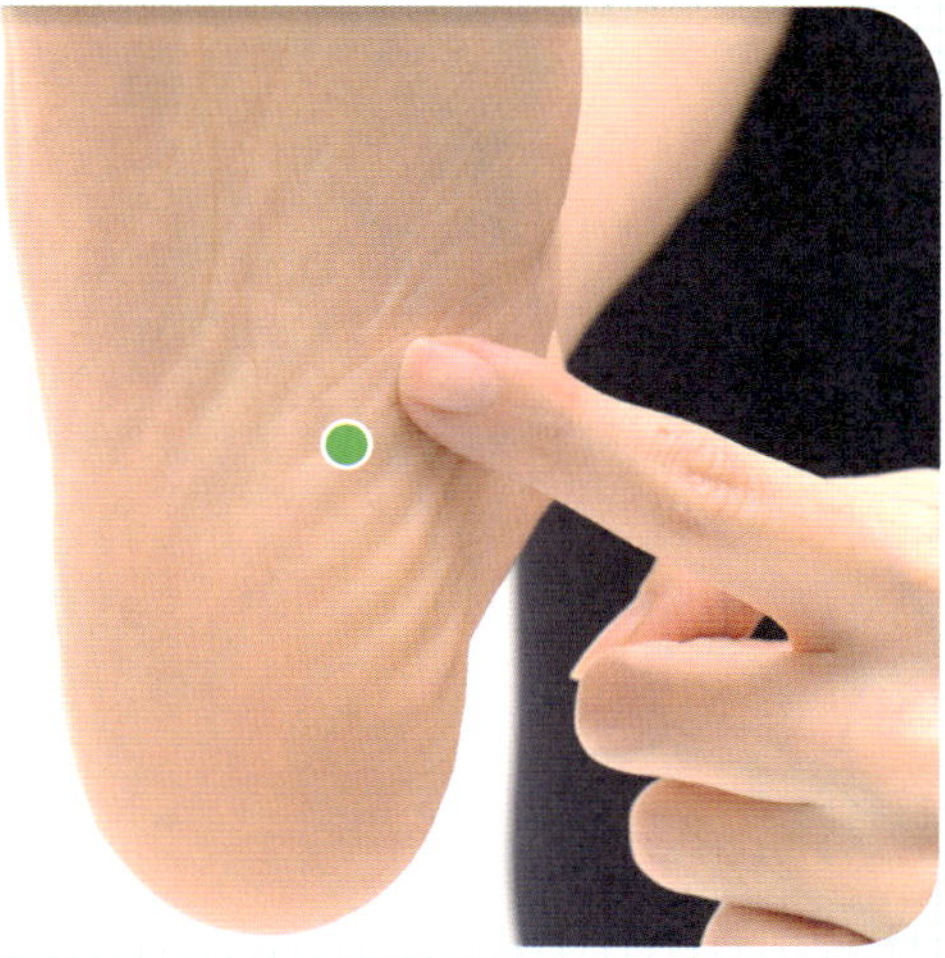

お腹のツボ

効能

胃の不調や糖尿病を改善し、子宮や内臓の位置異常を治します。

場所

胸骨剣状突起（肋骨の枝分れするところ）とへその中間にあり「中脘」といいます。

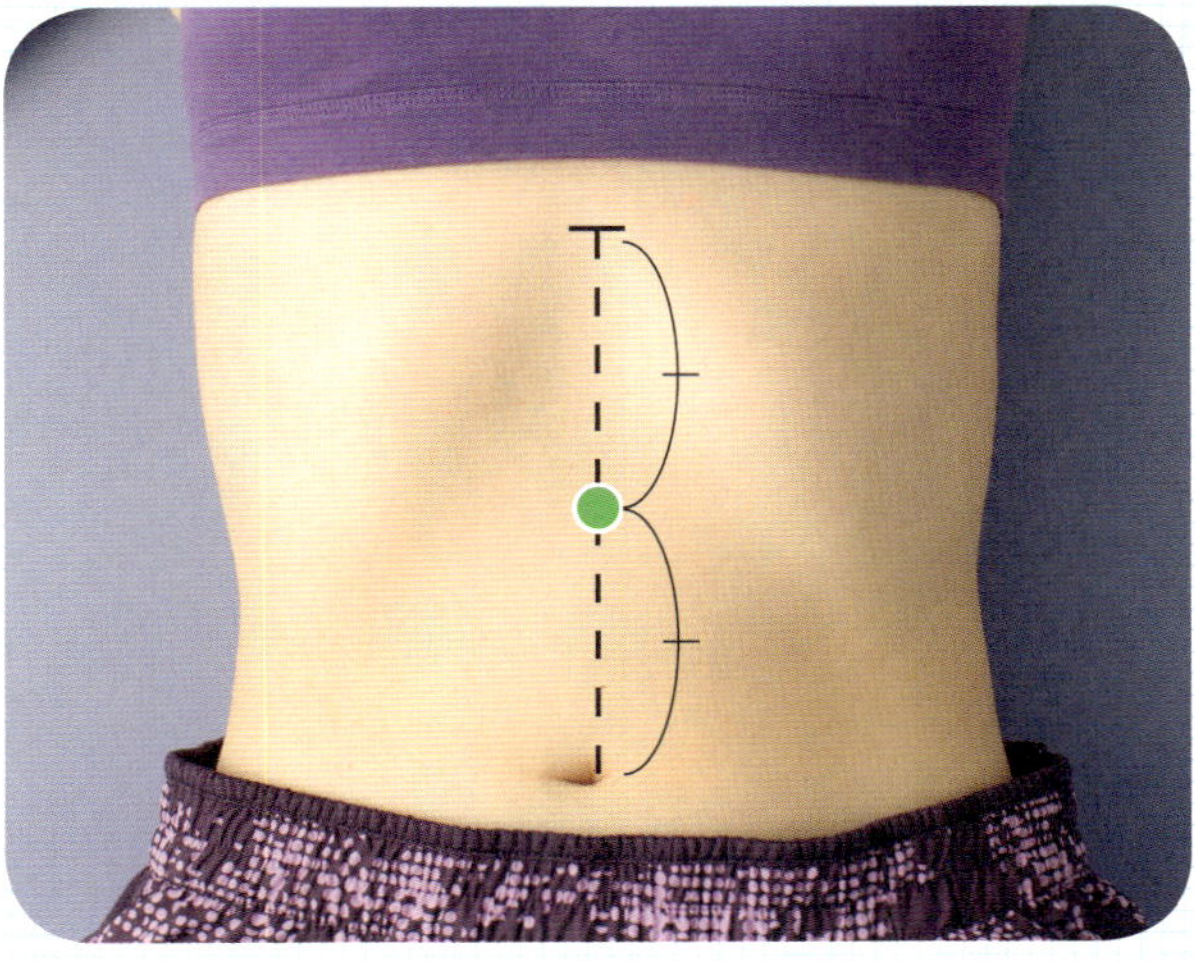

脛のツボ

効能

「足の三里」と呼ばれる著名なツボです。胃炎、胃下垂などの消化器系疾患をはじめ、中風、座骨神経痛、蓄膿症など幅広く効果があります。

場所

脛骨粗面（脛の骨から膝に向かって指をなぞって自然に止まる場所）とツボ「陽陵泉」（脛のやや下にある骨のでっぱりから親指１本分下）の２点を結ぶ中間。

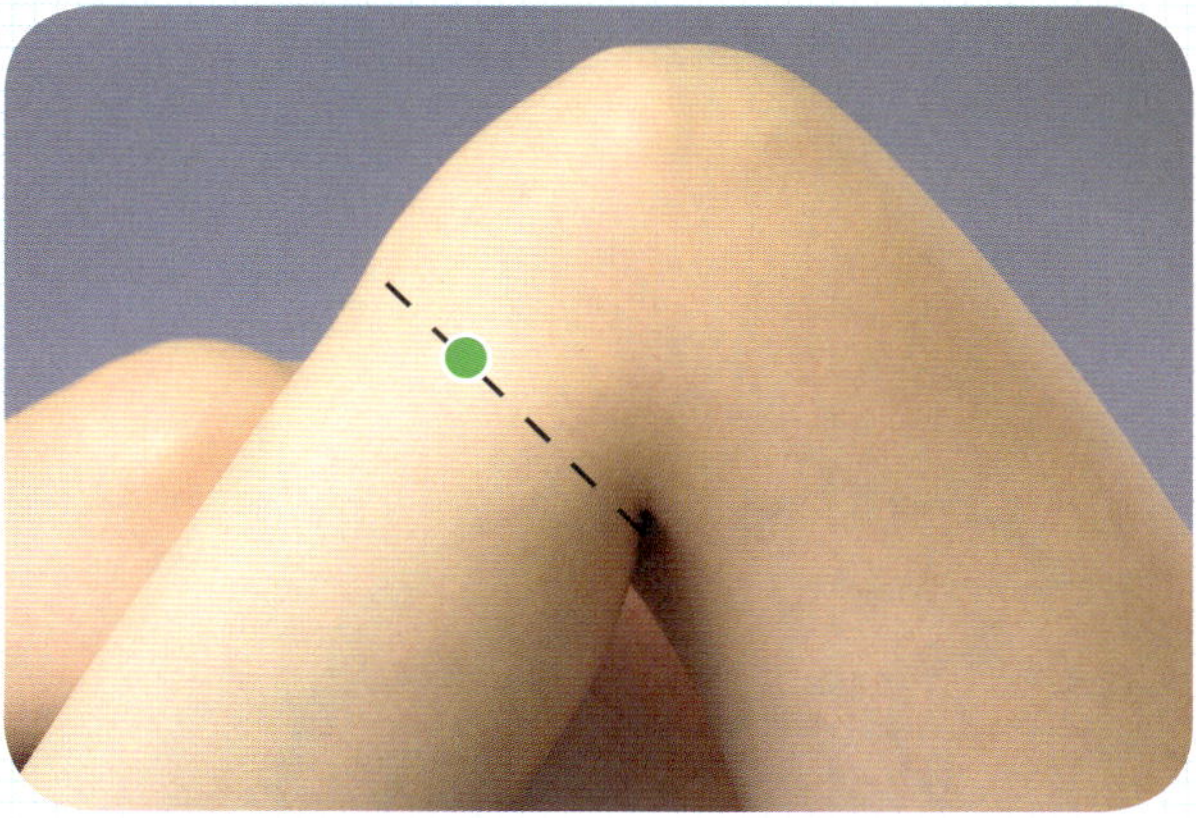

Aのツボ

効能

肝機能を改善し、機能の低下を防止します。血流が大幅に増えます。

場所

親指と人差し指の間から約１寸下。

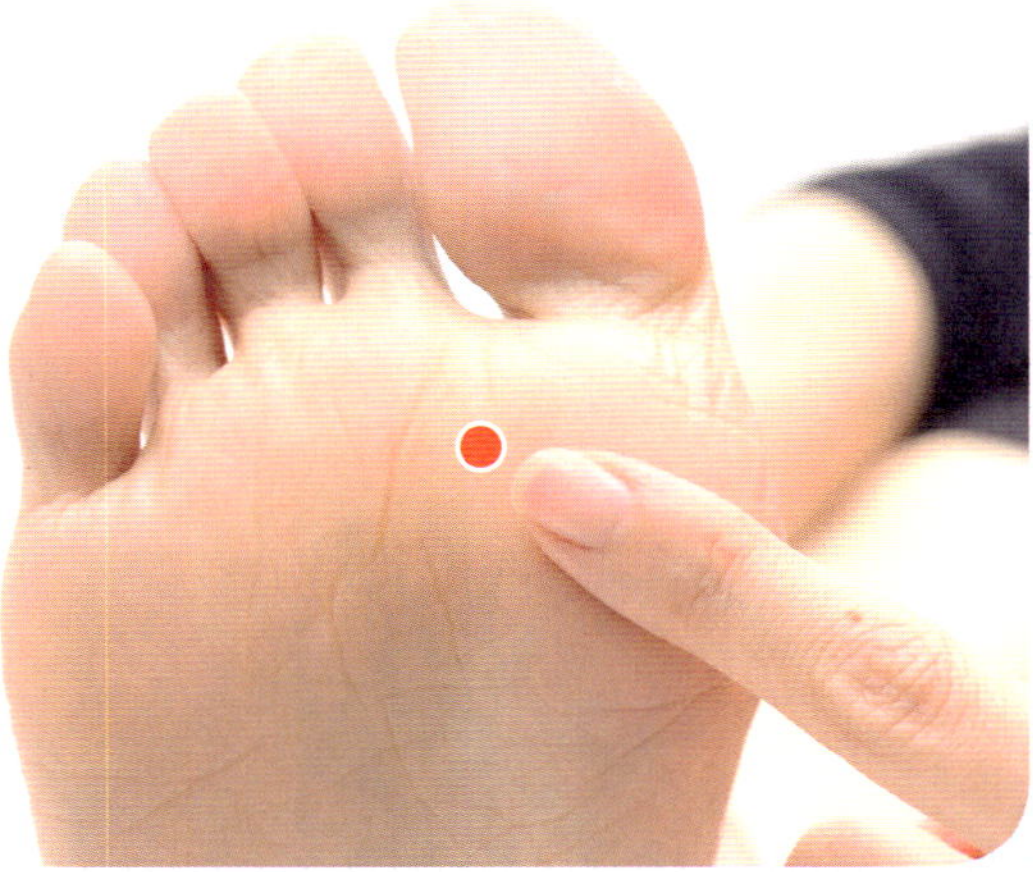

Bのツボ

効能

血流が大幅に増えます。またインスリン抵抗性が改善し、高脂血症にも有効です。

場所

人差し指と中指の間から約１寸下。

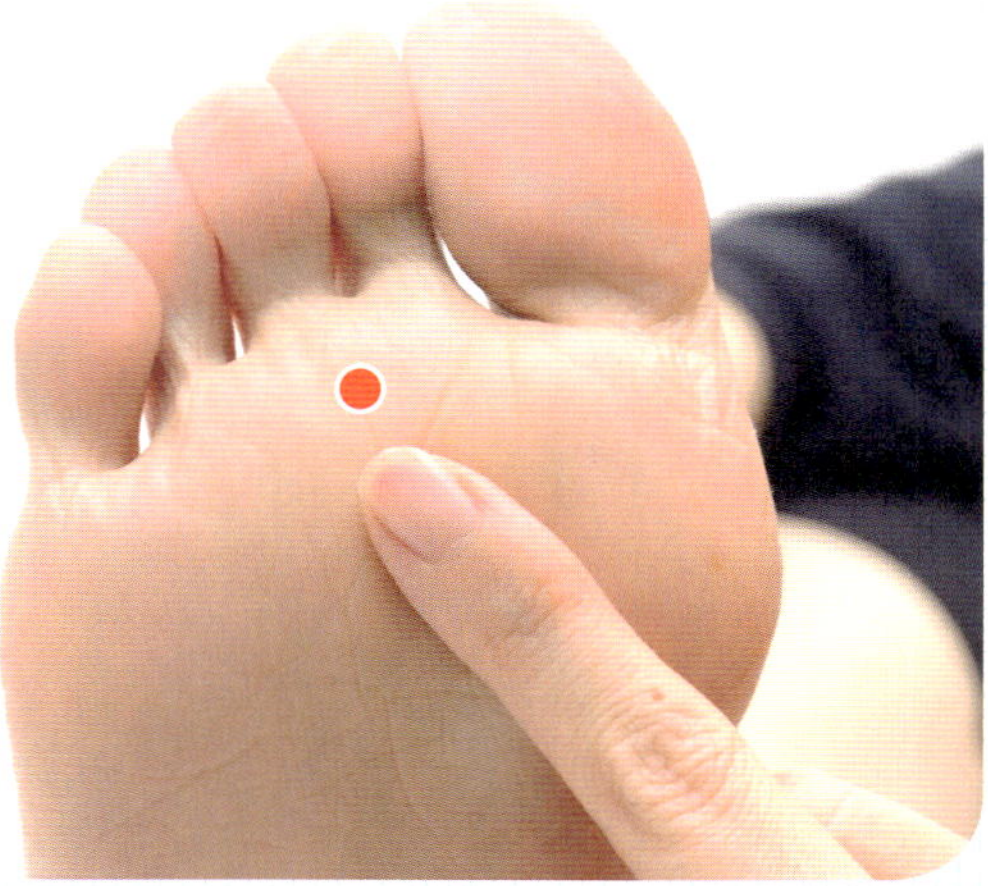

Cのツボ

効能

最大の特徴は、レプチン（食欲を抑制するホルモン）の分泌を促進すること。肥満に大きな効果があります。

場所

中指と薬指の間から約１寸下。

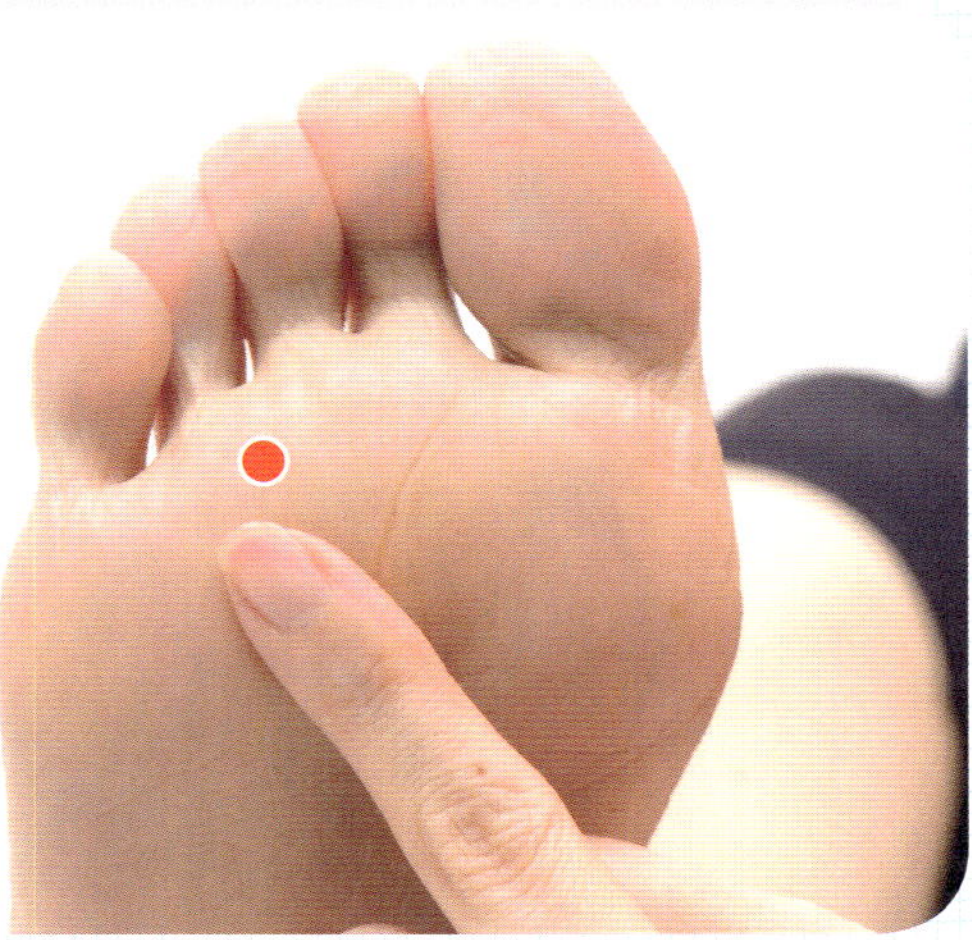

Dのツボ

効 能

血流を改善し、体温を上昇させます。特に「深部体温」をアップさせるのに有効です。

場 所

薬指と小指の間から約１寸下。

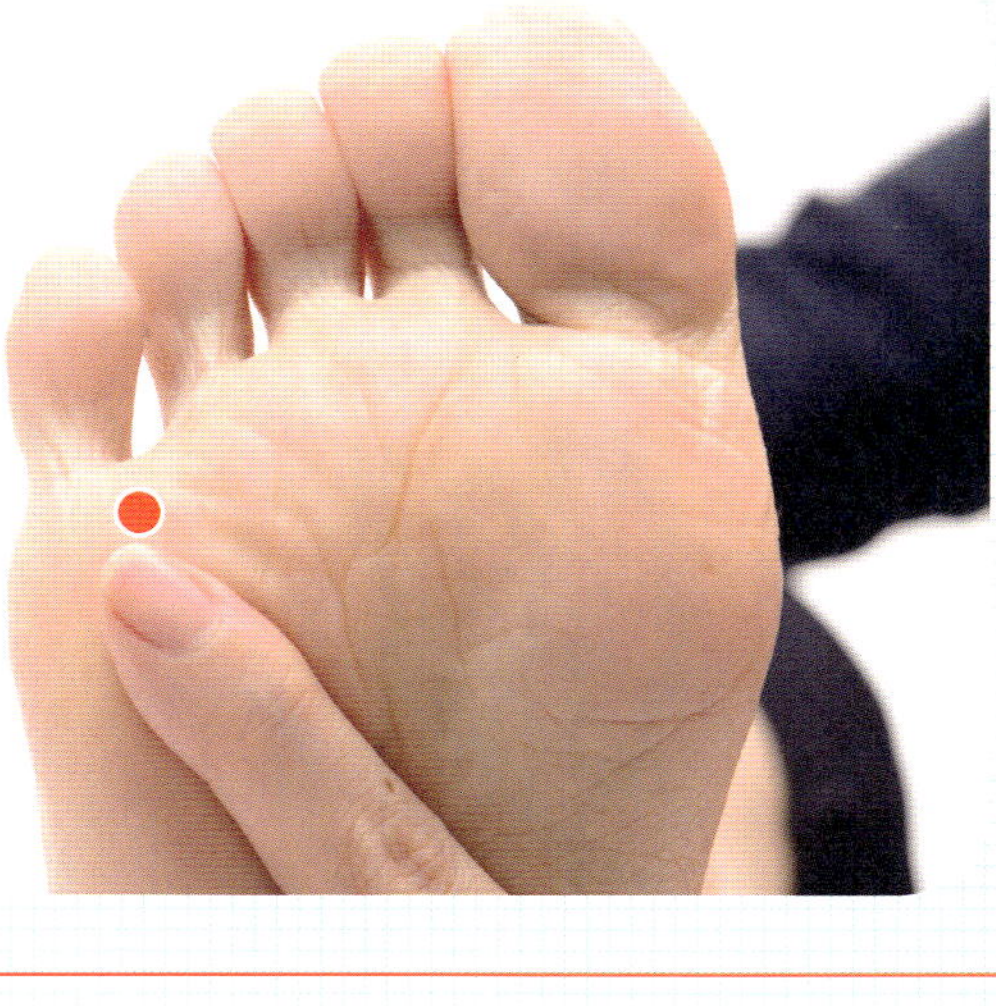

Eのツボ

効 能

脳内の血流が大幅に増加します。精神疾患や不眠症などに有効です。

場 所

B点から手の親指3本分下。足の裏のほぼ中央。

※足の少陰腎経のツボ「湧泉」と近いが、このツボではない。

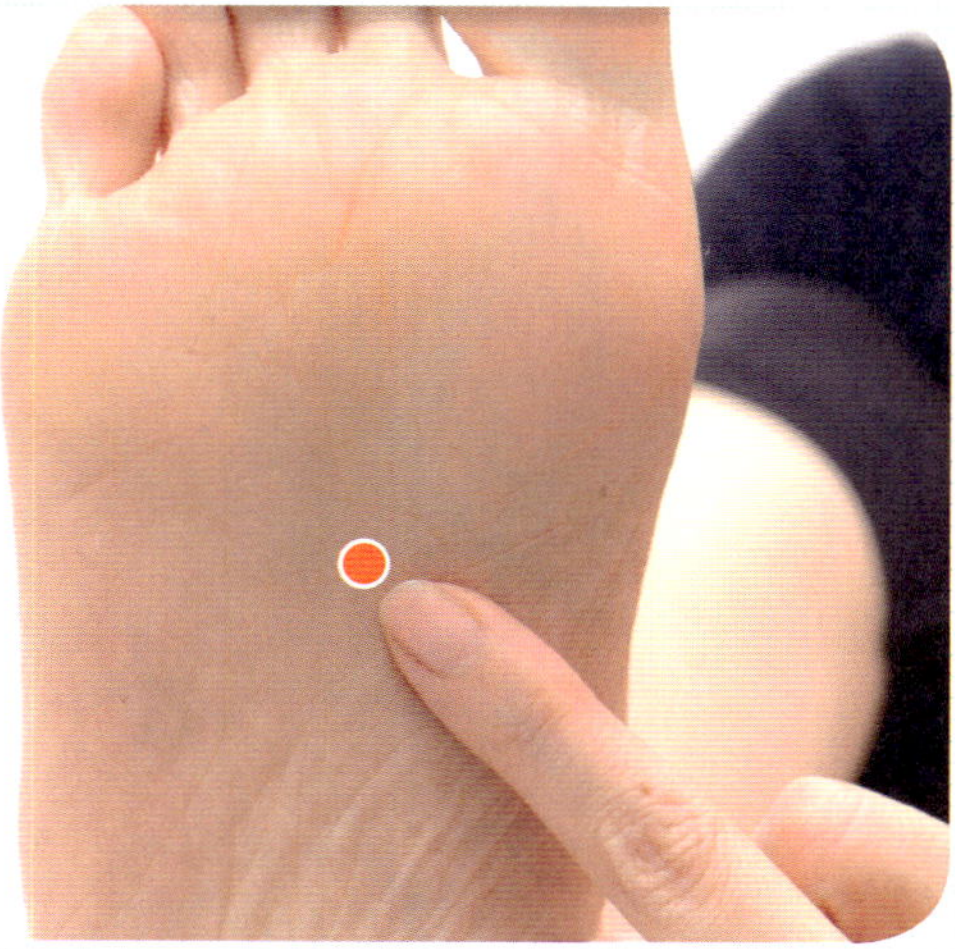

Gのツボ

効 能

ストレスの低減に効果的。末梢の血管の血流が大幅に増えます。

場 所

C 点から親指 5 本分下、足の裏のほぼ中央、やや外側。

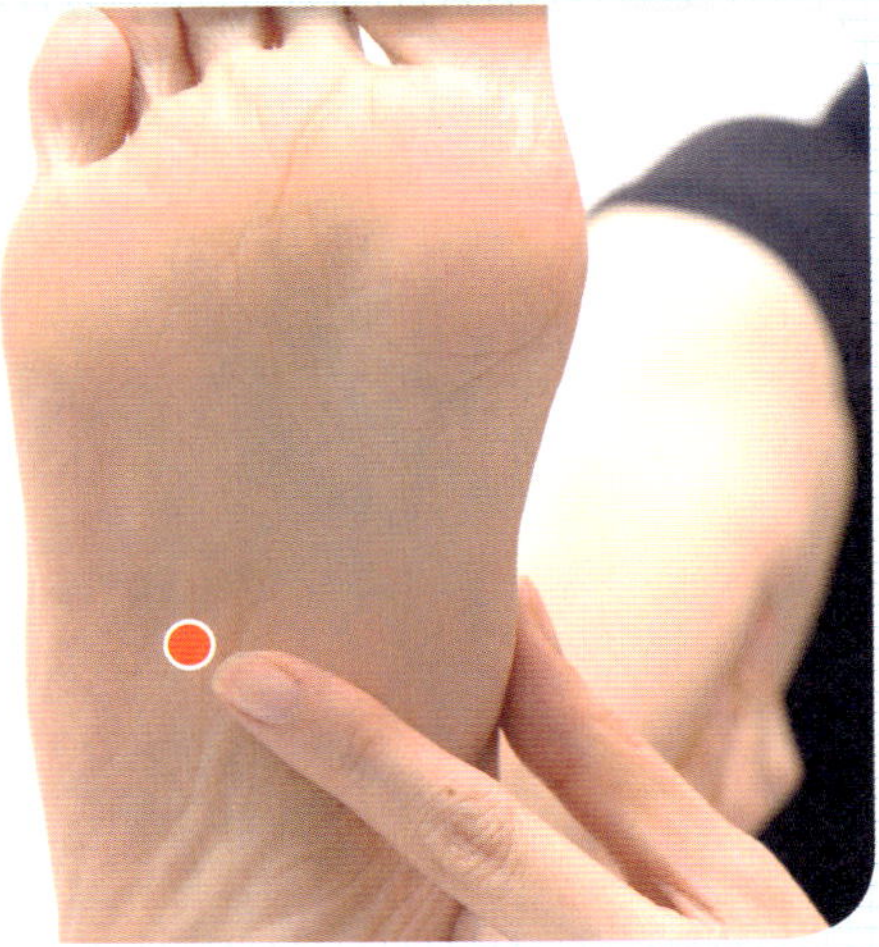

あなたの血流はOK？ NG？
チェックシートで確かめよう

1 チェック項目が2個以内なら問題なし

2 チェック項目が3〜4個なら要注意

3 チェック項目が5個以上なら、血流が悪くなっています

2と3に該当する人は、この本の方法を実践し、血流を良くしましょう

□足の甲を5秒ほど指で押したときに、すぐに皮膚が元に戻らない
□首を15秒ずつ左右に向けたときに、めまいを感じる
□鏡で自分の顔を見ると、頬にクモの巣状の血管が浮き出ている
□いつも手足が冷えていると感じる
□平熱が36度以下である
□運動をしても、あまり汗をかかない
□少し身体を動かしただけで、動悸や息切れがする
□肌や唇の色がくすんでいる
□目の下にクマができている
□足がむくんでいる
□肩こりがひどい

第1章 なぜ「究極のツボ」を刺激すると健康になるのか

第2章 ストレスフリー療法を受けてみました ―モニター体験記―

第3章 長年悩んでいた症状が改善しました ―体験者の声―

第4章 自宅で簡単にストレスフリー療法を実践できます

第5章

ストレスフリー療法は科学的臨床データに基づいています

第1章

なぜ「究極のツボ」を刺激すると健康になるのか

病の苦しみから人々を救う画期的な健康法

糖尿病や高血圧といった生活習慣病に苦しむ人々は、数多くいます。あるいは、がん、脳梗塞といった死に直結する可能性がある病気から、認知症、視力低下、腰痛、肩こり、睡眠障害といった日常生活に不便を来す症状、さらには、うつといった精神疾患まで、多くの悩みを抱えながら日常生活を送っている人たちが大勢いるのです。

病気の一つひとつを挙げるときりがありませんが、平均寿命が延び、高齢社会が到来したということは、誰もが長生きする可能性を持ちながらも、同時にさまざまな病気のリスクが高まったと言えます。常に、健康に気を遣い、食事や運動など日々の暮らしを見直し、改めてみたものの、思うような効果が出ない。そんな悩みは、誰もが抱えているものです。

できるだけ、多くの人を苦しみから救いたい――。

そう考えた私は、**長年、東洋医学に携わり、免疫学を中心に西洋医学を独学で習得した集大成として、副作用もなく、さまざまな病気の症状を改善する画期的な健康法を発明しました。**

それが「ストレスフリー療法」です。

すでに数多くの臨床例があり、たくさんの方から「症状が改善した」「体調が良くなった」といった喜びの声をいただいております。

キーワードは「ツボ」と「血流」。

身体の4つのツボを同時に刺激するだけで、血流が大幅に上昇し、身体の免疫力がアップするため、万病が改善に向かうのです。

ここで、どれほど多くの人々が健康に不安を抱えているのか、数字を通して見てみましょう。

厚生労働省が毎年発表する『国民健康・栄養調査』では、生活習慣病について報告しています。

平成25年版（平成26年12月発表）によると「糖尿病が強く疑われる者の割合は、男性16・2％、女性9・2％（いずれも20歳以上）」とあります。

この割合は、この数年大きく変化していませんが、その前年に発表された報告書では「糖尿病または糖尿病予備群は2050万人である」というショッキングな数字が掲載されました。

『国民健康・栄養調査』からの報告をもう少し紹介します。

「高血圧（最高血圧が140mmHg以上）の者」の割合は、男性38・3％、女性29・6％でした。

総務省が平成25年12月に発表した人口推計から換算すると、男女合計で4400万人強の人が高血圧で悩んでいることになります。

これは、異常値だと言わざるを得ません。

本書は、そうした悩みを抱える人たちに少しでも役立てていただくための健康法の紹介が目的です。

「クオリティ オブ ライフ」を届けたい

「クオリティ オブ ライフ（Quality of Life＝QOL）」という言葉があります。

これは、一人ひとりの人生の内容や社会的にみた生活の質のことを指しています。

つまり、**人がどれだけ人間らしい生活や自分らしい生活を送り、人生に幸福を**

見いだしているかということです。

誰もが豊かな人生を送りたいと考えます。さまざまな病気を抱えることになり、快適な生活を送れなくなったり、豊かな人生を送れなかったりするのは避けたいと考えます。

病気や症状を治すために病院に通い、薬を処方されることを余儀なくされている多くの人を目にします。

しかし、こうした治療や処方された薬でも治癒せず、また改善することなく、そのままずるずると治療費を払い続けている人もいます。

私たちは、そうした人にＱＯＬを届けたいと考えています。病気や症状の悩みから解放され、より豊かな人生を送っていただきたいと考えています。

「ストレスフリー療法」は、ＱＯＬに大いに寄与することを確信しています。

その詳細を説明する前に、まず病気になる仕組みについて述べておきたいと思います。

病気はストレスから発症する

冷えは万病の元であることについて、『はじめに』で述べてきました。

そして、冷えは血流の不足から起きることも、ご説明した通りです。

血流の不足が、なぜ起きるのか。その大きな要因として「ストレス」があります。

「病気はストレスから発症する」ことは、以前から言われてきたことです。

もちろん、病気の直接の因果関係には、がんであれば細胞のがん化であったり、動脈瘤であれば血管などの損傷であったり、糖尿病であればインスリンなどが正常に分泌されなくなったりすることにあります。

しかし、こうした症状を起こす原因、もしくは症状を促す要因に、ストレスが関わることは明らかになっています。

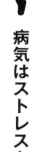

なぜ、ストレスが病気を引き起こすのか。それには、ストレスについて述べておかなければなりません。

ストレスは、そもそも生物に備わった正常な生体反応の一つです。

なぜなら、ストレスは外敵から身を守るためのシステムだからです。

生物は外敵に遭遇すると、脳の中の扁桃体といわれる部分がそれを察知して、コルチゾールと呼ばれるストレスホルモンを分泌するようになっています。

このコルチゾールは、肝臓に蓄えられているグリコーゲンを糖に変換することで、血中の糖（血糖）を増やし、身体を守るための準備をします。

さらに、交感神経を刺激しアドレナリンを分泌させ、素早い行動が取れるようにします。

アドレナリンが分泌されると、血管に収縮が起こり、血圧が上昇するのです。

勝ち負けにこだわるスポーツや、観客を目の前にしたパフォーマンスの直前に、身体が興奮したり集中力が高まったりする状態のことを「アドレナリンが上がってきた」と言うことがあるので、この言葉をご存じの方もいらっしゃると思います。

過剰なストレスホルモンの分泌が病気を誘発

私も、若い頃に柔道をしていましたから、試合の前にアドレナリンが上昇することは何度も経験しました。

試合に臨むにあたり、絶対に勝つのだ、そのためには組み手をこうして、技をどのタイミングでかけて一本を取るのだ、というイメージトレーニングをします。心が高ぶるのを抑えつつ、それでも身体の中から得体の知れない感情がわき起こるのを感じています。

まさに、気合を入れるという状態でした。

スポーツやパフォーマンスは、決して外敵から身を守ることではないでしょう。それに、これらを目の前にして皆さんがストレスを感じることもないでしょう。しかし、スポーツには対戦相手がいますし、パフォーマンスはスピーチや芸を訴える聴衆や観客が存在します。

その意味でも、スポーツやパフォーマンスでもストレスホルモンが分泌されるのです。

前にも述べたように、ストレスは人間のみならず生物が持つ防御本能の一つです。

ストレスホルモンが分泌され、アドレナリンが上昇するシステムは、普通であれば正常なことなのです。

しかし問題は、こうしたストレスが、現代社会にあって不必要に何度も起こりうることにあります。

複雑な人間関係だったり、仕事上のプレッシャーや、生活環境の変化、家族間のトラブル、将来への漠然とした不安などからストレスが心に重くのしかかることは想像に難くないでしょう。

我々人間は、高度な社会生活を営むようになればなるほど、ストレスに晒されるようになります。

そして、過剰なストレスホルモンの分泌が、病気を誘発するきっかけとなっているのです。

ストレスが血管と腸管を収縮させる

では、ストレスが起こり（ストレスホルモンが分泌され）、それによりアドレナリンが分泌されて、血管が収縮して血圧が上昇することが、なぜ病気を誘発するのでしょうか。その仕組みを、もう少し述べてみます。

ストレスがかかったときに起きる症状の一つが、血管が収縮することによる血流の低下です。

もう一つ大事なことは、血流の低下で腸の働きも低下するのです。

身体の構造をイメージしてください。人間の身体は2つの重要な管で構成されています。それは血管と消化器官です。

消化器官から栄養を取り込み、同時に老廃物を排泄します。そして血管は、さまざまな栄養素と酸素を身体の末端まで運び込みます。

あえて言えば、人間はこの2つの機能が正常に働いて、初めて健康でいることができるのです。

血管が収縮して血流が低下する。そして腸の働きが落ちる。この2つの症状が起これば、身体に変調を来すことはおわかりいただけると思います。

つまり、**ストレスがかかるとストレスホルモンとアドレナリンが分泌され、それにより血管が収縮し、腸の蠕動《ぜんどう》（収縮）運動が低下する。そして、身体全体に栄**

養素や酸素を運ぶ力も低下する。

簡単に述べてきましたが、「病気はストレスから発症する」というメカニズムは、このような一連の流れを指しているのです。

「ストレスフリー療法」で刺激する９つのツボ

万病の元になるストレスから人間を解放してあげればよい、というのが、私たちが開発した「ストレスフリー療法」の考え方です。

しかしストレスの原因となる生活環境や、社会を変えることは難しい。

それでは、**ストレスによって生じる血管の収縮と血流の低下を抑え、血流を増幅させることで、腸の蠕動運動を亢進し、消化吸収を助けてあげればよいのではないか。**

「多くの病気は血流低下によって起きる」。これが、私たちの研究で導かれた仮説でした。

しかも、高度な医療機器に囲まれたり、数多くの薬剤を処方されたりといった、かえってストレスを感じるようなことのない方法で実現できればよりよいわけです。

そしてその方法が、「ストレスフリー療法」なのです。

「ストレスフリー療法」に関連するツボは９つありますが、うち７つは足裏にあり、そのツボは、私たちが新たに発見したものです。

このツボは、３０００年以上の歴史を持つ東洋医学で、３６５カ所あるといわれているツボではありません。また内臓の異常により各臓器に付随する筋肉に緊張を生む内臓体壁反射や、指などで圧迫したときに痛みが出る圧痛点にも存在しない独自のものなのです。

まったく新しい足裏の７つのツボ

足裏の７つのツボは、すべて左右の足の同じ位置にあります。

「ストレスフリー療法」では、これら７つのツボのうち一つ、両足で２カ所と、東洋医学で広く知られている「中脘（ちゅうかん）」と「足の三里」、合わせて４カ所のツボを使います。

「中脘」は肋骨が枝分かれするところ（胸骨剣状突起）とヘソのちょうど真ん中にあります。

「足の三里」は、左足の脛の骨から膝の皿に向かって指でなぞると止まる場所（脛骨粗面）と、膝のやや下部にある骨の出っ張りから親指の横幅ほど下にある「陽陵泉」というツボの２点の真ん中にあります。

足裏のツボだけを刺激しても効果はありますが、この「中脘」と「足の三里」のツボを使うことで相乗効果が生まれることがわかりました。しかも、劇的と言ってもよいほどの血流の改善を実現するのです。

これらのツボの詳細は、23～36ページに詳しく記載しましたので、ぜひご覧ください。

足裏の7つのツボは、それぞれ効能や目的が違っており、疾患や症状によってその中の一つを選択するのですが、**特に「F点」と私たちが呼んでいるツボが最も万能であり、かつ最も有効であることがわかってきました。これが、「究極のツボ」です。**

「ストレスフリー療法」は、この4つのツボを、金とアルミニウムでできた導子から、火傷をしない程度の50℃未満の心地よいレーザー光線(遠赤外線)で、間欠的に15分、温熱刺激を与えます。

簡単な指圧で血流アップの効果あり

足裏の７つのツボを発見した当時は、治療も試行錯誤の連続でした。しかし、同じ温熱刺激でも、最も有効なパターン見いだせるようになってきました。

それは

・４カ所とも同じパターンで温熱刺激を与えるほうが相乗効果を高められる
・昇温カーブはなだらかであること。ピーク後は急峻な温度波形が有効なこと
・設定温度は、49・５度が最も有効なこと

の３つです。

そうすることで、ほぼ１００％の確率で**「大幅な血流量増加」、「腸管の蠕動運動の亢進」、「ストレスホルモンの低下」の３つの現象が、ほぼ同時に三位一体で**

「ストレスフリー療法」による血流の変化
（N=30）

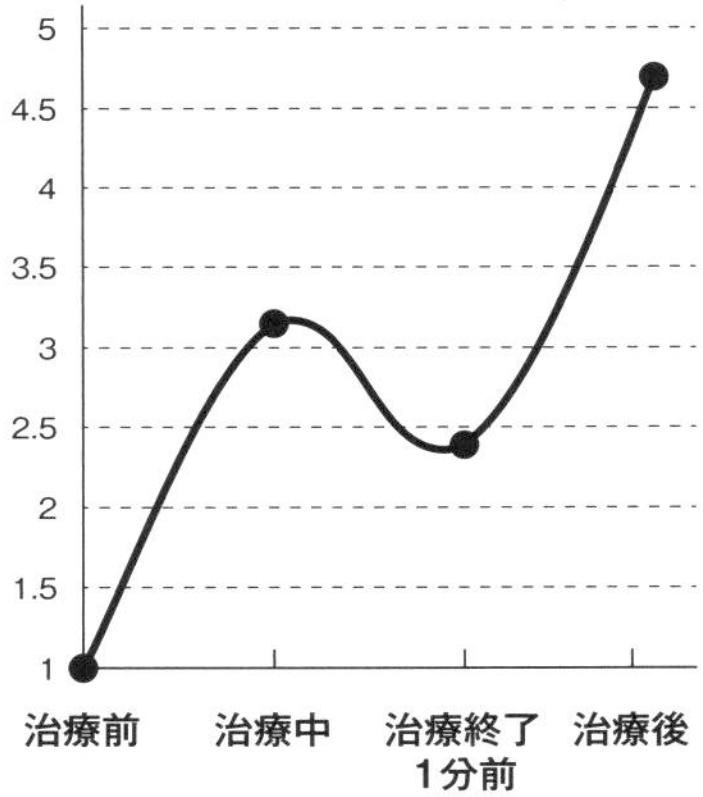

※数値は治療前を1とした場合の倍率

起きるのです。

実は、「ストレスフリー療法」は、温熱による刺激だけでなく、ツボを押すことでも効果が出ます。

指圧の要領で、気持ちが良いと感じられる程度で押圧することが重要です。決して、痛くなるように強く押したりしないようにしてください。

４カ所同時に押すのは、ヘルプの人がいないと難しいので、１人で行う場合は２カ所で行います。

押圧する時間は１分くらいをめどにしてください。

足の裏には７つのツボがありますが**自分でどこを刺激するか判断しなければな**

らない場合は、「究極のツボ」であるＦ点をお薦めします。詳しくは１４１ページ以降に、指圧の方法やパターンを詳しくご紹介しています。

押圧による効果は、温熱刺激には及びませんが、血流が増幅することは確認されています。

血管を拡張させる物質が増加

血流が増え、腸の蠕動が活発になるのは、ストレスホルモンの低下以外の理由もあります。

「ストレスフリー療法」により、毛細血管を新たに作ったり、血管の内側を改善して若返りをするために重要な物質である糖タンパク（血管内皮細胞増殖因子＝ＶＥＧＦ）や、血管を拡げる作用のあるペプチドホルモン（血管作動性腸管ペプチドＶＩＰ）が増加するのです。

このＶＥＧＦやＶＩＰは、心筋梗塞や心不全などに関連する冠動脈に働きかけて、血管の働きを改善することも明らかになっており、最近特に注目されています。これらが多く生成されることで、血管が拡張し大幅な血流改善が可能になるのです。

さらに、ＶＩＰは、神経伝達物資のひとつであるセロトニンの分泌を誘導することもわかっています。

セロトニンが不足すると、精神のバランスが崩れて、例えばうつ病などを発症すると言われています。

特に最近では、現代人が抱えるストレス問題と同時に語られることが多くなっており、耳にしたことのある方もいると思います。

さらにこのセロトニンは、腸管の蠕動運動を亢進させます。そして栄養や水分の吸収が高まるのです。

150歳まで生きるマウス

ここで、東北大学が報告した一つの実験を紹介しましょう。

東北大学の研究チームでは、**血管内を透過性の高い滑らかな状態にすることで、極めて血流の良いマウスを意図的に作り、同じ条件下で飼育した通常のマウスと寿命を比較する実験を行いました。**

実験によると、血流の良いマウスの寿命は通常のマウスの1・3〜1・4倍になったのです。

これを人間の寿命に換算すると、女性であれば110歳、男性であれば100歳を超えることになります。

しかも、このマウス実験の結果は、最高値ではなく平均値でした。

中には、**人間の年齢に換算すると１５０歳まで長生きしたマウスもいた**という報告も行われました。

また、この実験では、食事量などの制限は一切、行われていません。

血流の良し悪しが、いかに生体に大きく影響を与えるのかがわかるデータと言えるのです。

血気不和なれば百病生ず

私たちの身体は、**60兆個以上の細胞で構成されており、それぞれの細胞を活性化させることは、健康を保つために欠かせないことです。**

西洋医学の発展はめざましく、病気の原因は、細胞病理学を出発点に、一つひとつ解明されています。

しかし**病気の源流はすべて、血流の低下という単純な出発点があると考えられます。**

人間の血管の総延長は、10万キロメートルにのぼるといわれています。血液が血管を流れることで、私たちは全身の細胞にくまなく栄養素と酸素を供給していることになります。

それ故に、血流が低下することは、60兆に及ぶ全身の細胞にとって深刻な結果をもたらすのです。

栄養と酸素が充分に行きわたらなければ、細胞の一つひとつが「生か死か」の選択を迫られるのです。

西洋医学は、血管に沿うように臓器別医学として分化し、発展してきました。

一方で、東洋医学では、「気血」の循環こそが生きるための必須条件であるとされてきました。

古代中国の書物『呂氏春秋《りょししゅんじゅう》』には、「流水腐らず、戸枢《こすう》むしばまざるは、動けば也。

形も気もまた然り」と、東洋の哲学が記されています。

「水は流れていれば腐らない。扉は、よく動いているからこそ、錆びたり、がたついたりすることはない。形あるものはもちろん、形の無い気も同じである」という意味です。

東洋医学では基本理念として、血液を主体とした体内の「水」の循環の不均衡こそが病気の原因であるとしています。

中国最古の医書『素問・調経論篇』にあるとおり、まさに「血気和せざれば、百病乃ち変化して生ず」ということになるのです。

全身の細胞や組織が活性化

「ストレスフリー療法」では、これまで数多くの臨床を実施してきました。

この「ストレスフリー療法」が何よりも優れているのは、副作用のない安全な治療だということにあります。

これまでの数多くの臨床事例において、医療事故や治療対象の疾病の悪化が皆無であったことは、特筆に値することです。

そのうえで、ほぼ１００％の確率でストレスホルモンが低下し、血流が大幅に上昇するのです

測定する部位にもよるのですが、**治療開始前と後では、血流が２倍から４倍に上昇します。**

これは、身体のすみずみまで血液が豊富に流れていることを意味しています。

それと同時に、脳への血流も大幅に増加します。

血流をこれほど短時間で、しかも大幅に改善する方法は、現代医学では確立していないと言っても過言ではありません。

血流が身体のすみずみまで行きわたると、全身の細胞や組織が活性化します。

それは、全身の細胞や組織に不可欠な酸素やブドウ糖、さらには脂質やビタミンがふんだんに供給されるからです。**全身の60兆以上もの細胞が活性化することで、脳を含めたすべての臓器、あらゆる器官が蘇り、若返りを果たしていくのです。**

そして、治療を開始すると、お腹がキュルキュルと動きだすという方がいます。これは、腸の蠕動運動が亢進するからです。

またこのとき、胃から出る消化吸収ホルモン（ガストリン）が平常時よりも5倍近く分泌されることもわかりました。

こうして胃腸が活発に動きだすことで、消化・吸収活動が促進されるのです。

ドロドロの血液がサラサラに

また、血流の増加によって赤血球が正常な形になることもわかってきました。赤血球は、血液の中で栄養や酸素を運ぶ重要な役割を担っていることは、すでにご承知のことかと思います。

赤血球がいびつな形をしていたりするとその機能は低下します。そのため、質の悪い血管は、赤血球を顕微鏡で見ればすぐにわかります。

血流が悪かったり、高血圧だったりする人は、総じて赤血球の機能が低下しており、栄養や酸素をしっかりと運べなくなってしまっているのです。

赤血球が正常な形を取り戻すことで、本来の機能を最大限に果たせるようになり、血流増加との相乗効果で、身体のすみずみまできちんと栄養や酸素が届けられるようになるのです。

血流が低下して、血液がドロドロしていくと、白血球などの免疫細胞もうまく動かず、病気の原因となっている物質を抗原するという本来の機能を果たせなくなります。

また、血管の環境が悪いと、それが影響してリンパ球に異常が起き、自分自身を攻撃する可能性も出てくるのです。

血流が改善され、血液がサラサラになるということは、同時に血管の状態が良くなることも意味しています。

身体がポカポカになって冷え性改善

では、「ストレスフリー療法」により、どのような疾病の治療や症状の改善が図られるのか。具体的な疾病や治療などから簡単に解説しています。

まずは繰り返しになりますが、冷え性の改善です。

冷え性の原因は、血流不足であることは明らかです。

そして冷えは「万病の元」です。

４つのツボに温熱刺激を与えることで、身体全体がポカポカしてくると、治療を受けた方は皆、証言してくれています。

同時に、**血管の末端まで血液を巡らせてくれるので、手足の先の冷えが改善されていきます。**

また、胃腸の働きが弱い人は、消化・吸収能力が低下しているので、食べる量もおのずと減り、身体の中で熱を作る力が弱まって、冷えになりやすい傾向があります。

血流が改善されることで、腸管の蠕動運動も活発になるので、身体の中で熱を作る力が高まることも期待できるのです。

末端まで血液が流れ、ぐっすり眠れる

なかなか寝つけない、あるいは眠りが浅く、夜中にすぐ目が覚めてしまう、そのような悩みを抱えていらっしゃる方は多いのではないでしょうか。

私たちに眠りをもたらすのは、メラトニンという脳内物質であることは広く知られています。夜になるとメラトニンが分泌され、このメラトニンが体温を下げることで、私たちは眠りに入ります。

私たちの身体は、体温が０・５～１・０度下がると、眠りにつくようにセットされています。

メラトニンは、この体温を下げる働きをしているのです。

しかし、この体温を下げる役割に関わるのは、メラトニンだけではありません。

手足の末梢の血流が、重要な役割を果たしています。

みなさんも眠くなったとき、手足が温かくなるのにお気づきになったことがあるはずです。

逆説的な感じになりますが、**手足の指などの末梢に血液を多く流すと、細くなった指先や薄い皮膚が有効に働き、ラジエーター（冷却装置）の役目を果たして、体温が下がるという仕組みになっているのです。**

そのため、冷え症の人や過度にストレスがかかっている人は、手足の末梢の血流が悪くなり、熱を放散できないため、睡眠障害が起きやすくなります。

さらに、最も大きな原因は、ストレスホルモンの一種、コルチゾールが分泌されることです。

このホルモンは血糖値を上げる効果があるため、細胞が活性化し、眠りを誘わなくなるためです。

「ストレスフリー療法」により、末梢の血流が大幅に増加し、ストレスホルモンが低減するため、睡眠時にスムーズに体温が下がります。

それにより、「夜眠れない」という悩みが解消されていくのです。

大切な脳は血流が巡りにくい

冷え性や睡眠障害は、すぐに生死に関わることではないかもしれません。

そこで次に挙げるのは、生活習慣病の一つ高血圧です。

現在、日本には高血圧で悩む人は約４４００万人いるといわれています。

これは、成人のおよそ3人に1人が高血圧だということになります。

最近では若い人の間にも広がってきています。原因として、以下のことが挙げられます。

実は私たちの脳の質量は、体重比で平均するとわずか３％なのです。

その一方で、脳が本来必要とする血流量は総血流量の18％で、他の組織より多くの血液を必要としていると考えられます。

ところが人間の脳は、立位歩行のため、一番高い位置にあります。そのため、下から圧を上げないと血液は巡っていきません。

さらに、動脈硬化や高脂血症があると血管壁が劣化し、血液の粘度が高くなっており、血流が悪くなっています。

少しでも血管障害があると、血圧は上がらざるを得なくなります。そうしないと人として最も大事な脳が活動できません。血流を改善させることで、スムーズに血液を頭に巡らせることが期待できるのです。

高血圧で悩む人にとって、「究極のツボ」を刺激することは有効なのです。

インスリンの機能を向上させて糖尿病改善

4つ目は、これも生活習慣病の一つの糖尿病です。

「国民健康・栄養調査（平成24年）」によると、日本人の「糖尿病が強く疑われる者」の人数は、約950万人です。しかしこれに「糖尿病の可能性を否定できない者」、いわゆる糖尿病予備群を合計した人数は約2050万人いるといわれています。

しかも、糖尿病が問題なのは、自覚症状がなかなか現れないことにあります。自覚症状がないので、気づかないうちに症状が進行してしまい、さまざまな疾病との合併症が起こり、時に死に至ることもあります。

膵臓で作りだされるインスリンが、血糖値を正常範囲に保つ役割をしますが、糖尿病はインスリンの作用不足により、血糖値が高くなってしまうのです。

重い糖尿病の方の中には、インスリン注射をされる方もいます。そうした方の中にも、**「究極のツボ」を刺激することで、血糖を示す値へモグロビンA1c（HbA1c）が大幅に改善した方がいます。**

もちろん、HbA1cの数値改善には、インスリン注射による効き目もあります。

しかし、ストレスフリー療法によって、アディポネクチンという分泌タンパクが生成され、それがHbA1cの数値改善に役立っていると考えられます。

このアディポネクチンは、インスリンの感受性を高めることが知られているのです。

「ストレスフリー療法」によるHbA1cの変化例

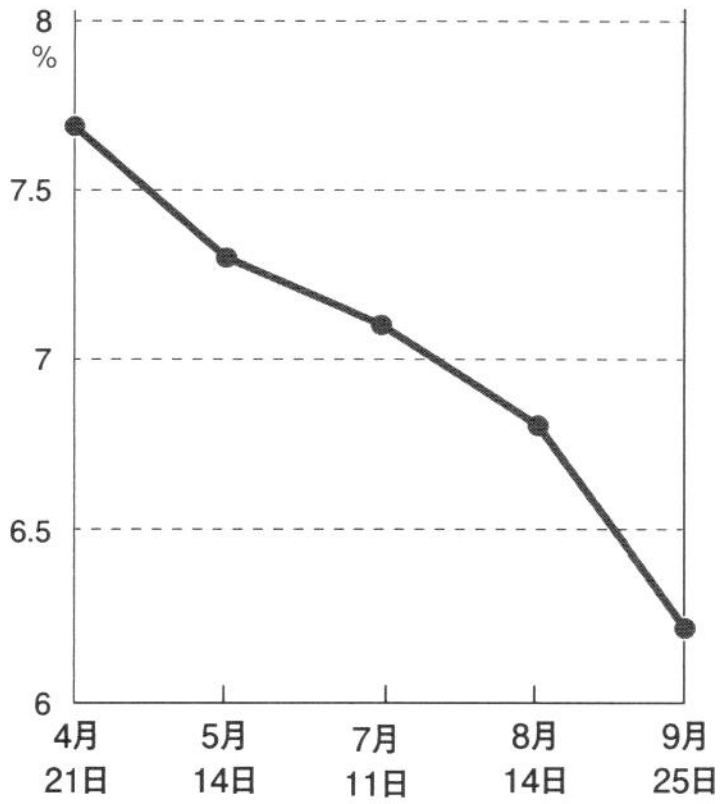

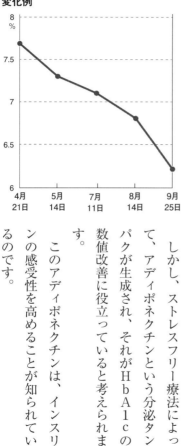

つまり、「究極のツボ」を刺激することで、インスリンによる糖の分解機能が向上したと考えられるのです。

脳内血流を高めて、うつを改善

先ほど、セロトニンとうつ病の関係について述べましたが、実際には、どうしてうつ病になるのかという原因については、明確な答えが出ていないのが現状です。

うつ病の原因として、セロトニンが有力といわれているのは事実ですが、セロトニンを補う薬では、うつ病は治らないといわれています。

しかし、うつ病の患者はストレスホルモンであるコルチゾールの値が高いというのは広く知られた重要な知見です。

つまり、コルチゾールの値を低下させることが、うつ病の症状改善に有効だということになります。

私はうつ病の根底には、脳内の血流低下があると考えてきました。

ストレスは、ストレスホルモンであるコルチゾールや副腎皮質刺激ホルモンの値を高めるだけでなく、全身の血管を収縮させ、血流を低下させて低体温状態にさせるのです。

何度も言いますが、ストレスホルモンの分泌は正常な身体の働きです。問題はストレスホルモンが過度に分泌されることにあります。

そのことが、同時に脳内血流の持続的な低下につながり、大脳をはじめとした脳内の諸器官がダメージを受け、それがパニック障害や、うつ病などの精神疾患に発展していくと考えています。

そして実際に、**「究極のツボ」を刺激した人は、このストレスホルモンが低下することで、うつ病の症状が大幅に改善する事例が見られています。**

血流低下も認知症の要因の一つ

認知症も同じ問題に起因すると、私は考えています。

２０１２年の厚生労働省の推計では、認知症の方は全国で約３０５万人。今後もその数は増え続け、２０２５年には、４７０万人に達すると予想されています。

認知症は、次のように定義されています。

「脳の何らかの障害・疾病により、一旦獲得した記憶力や判断力などの知的機能が低下し、家事、着替えなどの日常の動作、さらには、金銭管理能力等が失われ、諸々の生活能力に障害をきたし、他人の介助なしでは生活が困難な状態」

このなかに、意欲減退・不安・落ち込みなど、うつと同様の症状がみられることは重要です。

つまり、うつ病や精神障害、また「アルツハイマー型認知症」など、さまざまな「脳疾患」は、実はひとくくりの疾患なのではないか、ということです。

軽度の「ある原因」によって起きるのが、パニック障害。それが進んでうつ病となり、さらに進んで、脳の細胞などの器質的変化によってアルツハイマー病を引き起こし、最終的に認知症に至ると考えているのです。

その「ある原因」は、もちろん血流です。

脳の血流が減ると、脳細胞の死滅、脳の萎縮が起きていく。これがうつ病や、アルツハイマー症の引き金になっているのではないか。

そして、うつ病や認知症は、加齢や動脈硬化、さらにはストレスによって、大きく減じられた血流低下が主因なのではないか、ということです。

「ストレスフリー療法」は、必ずアルツハイマー病などに代表される認知症やパーキンソン病などの脳変性疾病や、記憶力の回復などに大きく寄与すると考えています。

インスリンの分泌を少なくし認知症予防

認知症の発症は、糖尿病とも関係があると考えられています。**実際に糖尿病の方に、認知症を発症する方が多いのも事実です。**

血糖値の高い方は、血糖値を分解するために、インスリンが多く分泌されます。しかし、インスリンが過剰に分泌されるのが、問題になります。今度は多量のインスリンを分解するために、インスリン分解酵素が必要になります。この酵素は、過剰に分泌されたインスリンを分解するために手いっぱいとなってしまうのです。

実は、このインスリン分解酵素は、認知症の原因の一つといわれ、βアミロイドというタンパク質を分解する働きがあることがわかってきました。

インスリンが過剰分泌されると、インスリン分解酵素は脳内に蓄積されたβアミロイドの分解に手をつけられないため、蓄積され続けることになるのではないかと見られています。

「ストレスフリー療法」が血糖値を下げることは、先ほど述べました。

つまり、インスリン分泌量が少なくても済むようになり、インスリン分解酵素を余分に使うことがないので、認知症を防ぐことができると考えられるのです。

**「ストレスフリー療法」による
中性脂肪・インスリン・血糖値の変化例**

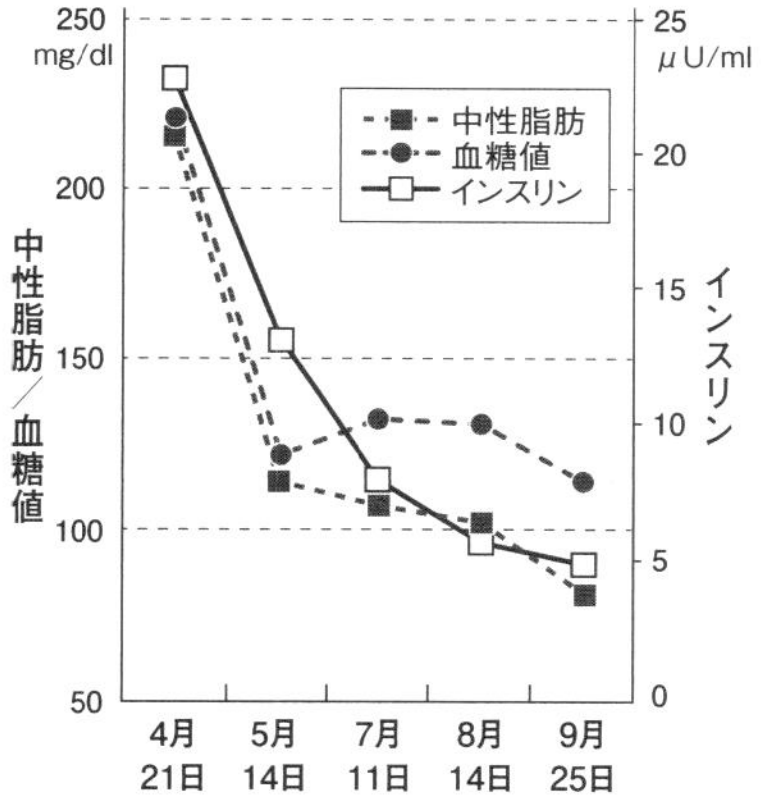

また、その波及効果として大幅な中性脂肪の低減が見られます。

白内障の改善にも効果的

人の目は、カメラに例えられることが多いのですが、カメラのレンズにあたるのが水晶体と呼ばれるもので、眼球の前部にある凸レンズ形の透明の部分です。その奥に、フィルムの役割をしている網膜という神経でできた薄い膜があり、見たものはそこに映ります。

水晶体の働きは、光を網膜に届けることと、ピントを合わせることなのですが、無色透明だった水晶体が濁って、ものがかすんで見えたり、二重に見えたりするのが白内障です。

水晶体はタンパク質や水、ミネラルから成り立っています。このタンパク質分子がいろいろな原因で大きくなると、水に溶ける性質を失って白濁してきます。

郵便はがき

52円切手を
お貼りください

105-0002

（受取人）
東京都港区愛宕1-1-11
（株）アスコム
「究極のツボ」を
刺激すると
健康になる

読者　係

本書をお買いあげ頂き、誠にありがとうございました。お手数ですが、今後の出版の参考のため各項目にご記入のうえ、弊社までご返送ください。

お名前	男・女	才
ご住所　〒		
Tel	E-mail	
今後、著者や新刊に関する情報、新企画へのアンケート、セミナーのご案内などを郵送またはeメールにて送付させていただいてもよろしいでしょうか？ □はい　□いいえ		

返送いただいた方の中から**抽選で5名**の方に
図書カード5000円分をプレゼントさせていただきます。

当選の発表はプレゼント商品の発送をもって代えさせていただきます。
※ご記入いただいた個人情報はプレゼントの発送以外に利用することはありません。
※本書へのご意見・ご感想に関しては、本書の広告などに文面を掲載させていただく場合がございます。

●本書へのご意見・ご感想をお聞かせください。

ご協力ありがとうございました。

また、タンパク質のなかのアミノ酸は光によって分解され、黄褐色に着色してきます。これも濁りになります。

眼球の中には房水という体液があるのですが、この房水は眼球を構成する角膜や水晶体、硝子体など血管のない組織に栄養を与える役割を担っています。

つまり、この房水の健康を維持してあげることがたいへん重要になってきます。

白内障も、「ストレスフリー療法」で、身体のすみずみまで血流を良くし、眼球の中の房水にまで栄養を行きわたらせることで、改善が期待できます。

人工関節への置換を避けたい

膝痛にも、「ストレスフリー療法」は有効です。

膝痛の代表は変形性膝関節症ですが、これは膝関節にある軟骨がすり減ったり、変形することで、関節の間が狭くなり、骨と骨がこすれ合うような状態になって痛みを感じる症状です。

膝関節には、少量ですが関節液が存在し、関節内のすべての組織に浸潤して、軟骨や半月板などの軟部組織に酵素や栄養を供給し、同時に骨同士の摩擦抵抗を減らしているのです。

実は膝関節内には血管や血液は存在しません。重要なことは、膝関節の中にある関節液に健康な栄養素を送り込むことにあります。

もっと具体的に言うと、**血流を良くすることで、関節内のヒアルロン酸の減少を防ぎ、関節内のすべての組織に水、血漿《けっしょう》タンパクなどを供給していくことなのです。**

白内障も変形性膝関節症も外科手術によって治療することが可能です。

人工関節に置換するよりも、身体に備わっている自然治癒力を生かした方がよいことは明らかだと思います。

腸の運動が活発になり便秘を解消

すでにお話しした通り、「ストレスフリー療法」は腸の活発な運動を促進します。そのため、便秘にも効果的です。

便は大腸で10パーセントの水分を残した適度な柔軟性を保つことで、正常に排泄されます。しかし、腸の運動が緩慢になると、大腸内における便の滞在時間が長くなり、水分吸収が過剰になります。その結果、便が固くなり、ウサギの糞のような状態になります。それが、慢性便秘症を引き起こす原因なのです。

「ストレスフリー療法」では先述したように、血管を拡張させるVIPが増加します。この物質はさらに、腸の蠕動運動を活発にするセロトニンを放出する役割もあります。こうして、便秘が解消されていくのです。

第2章

ストレスフリー療法を受けてみました
―モニター体験記―

Report

ベッドの上であっという間の30分

岩盤浴にいるような心地よさ

モニター1　片山緑　30代　女性
モニター2　池田剛　40代　男性

まずは、丁寧な問診から

ストレスフリー療法は実際にどのようにして受けるのでしょうか。方法は大別すると2つ。専門の機器を使いツボに熱刺激を与えるやり方と、もう一つは指圧です。この章では、機器を利用した施術を体験レポートの形でお伝えします。

今回、体験したのは、この本の出版元の編集者、片山緑（30代女性）、池田剛（40代男性）の2人です。

いずれも、ストレスフリー療法を受けるのは初めてです。

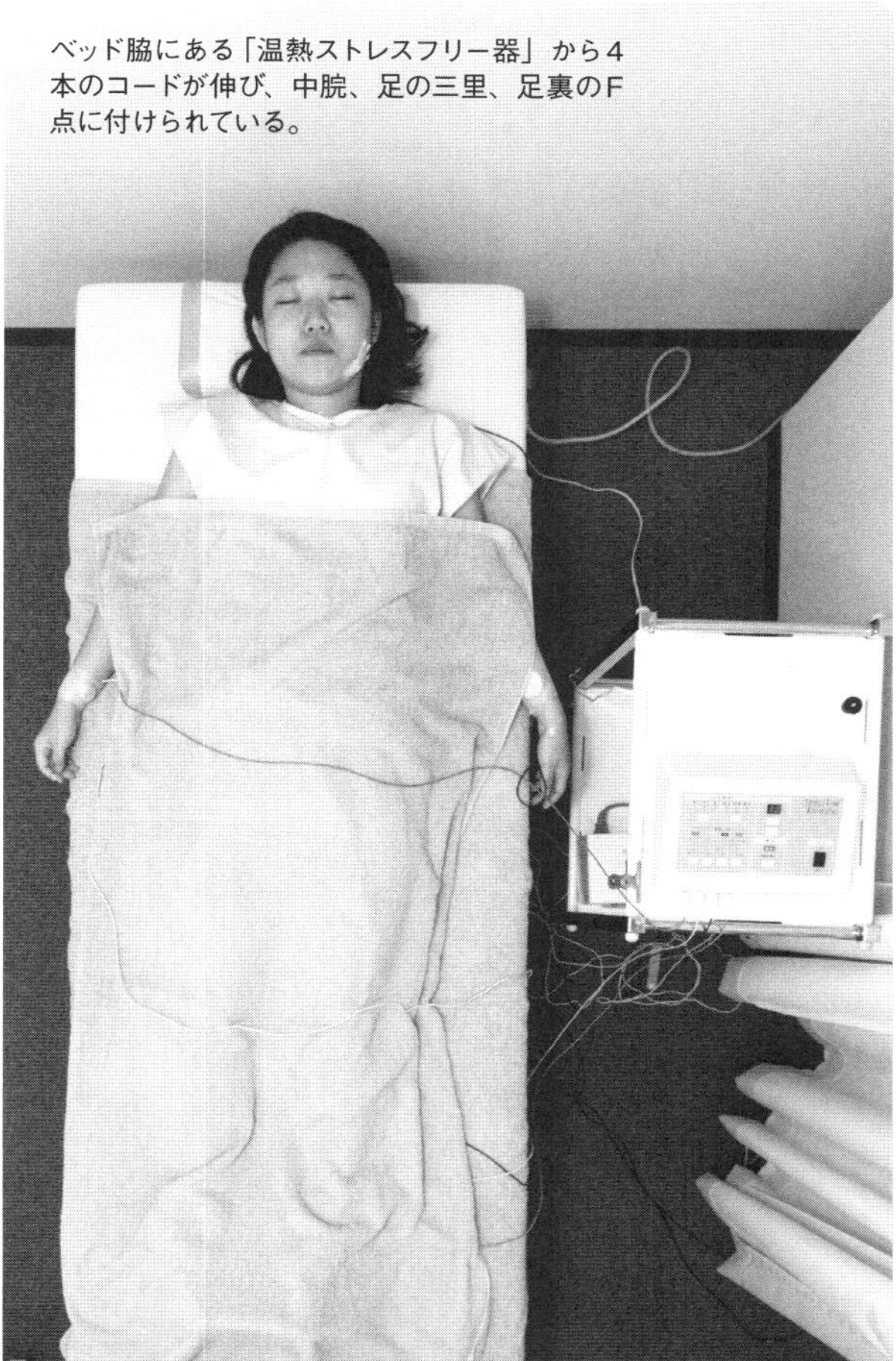

ベッド脇にある「温熱ストレスフリー器」から４本のコードが伸び、中脘、足の三里、足裏のF点に付けられている。

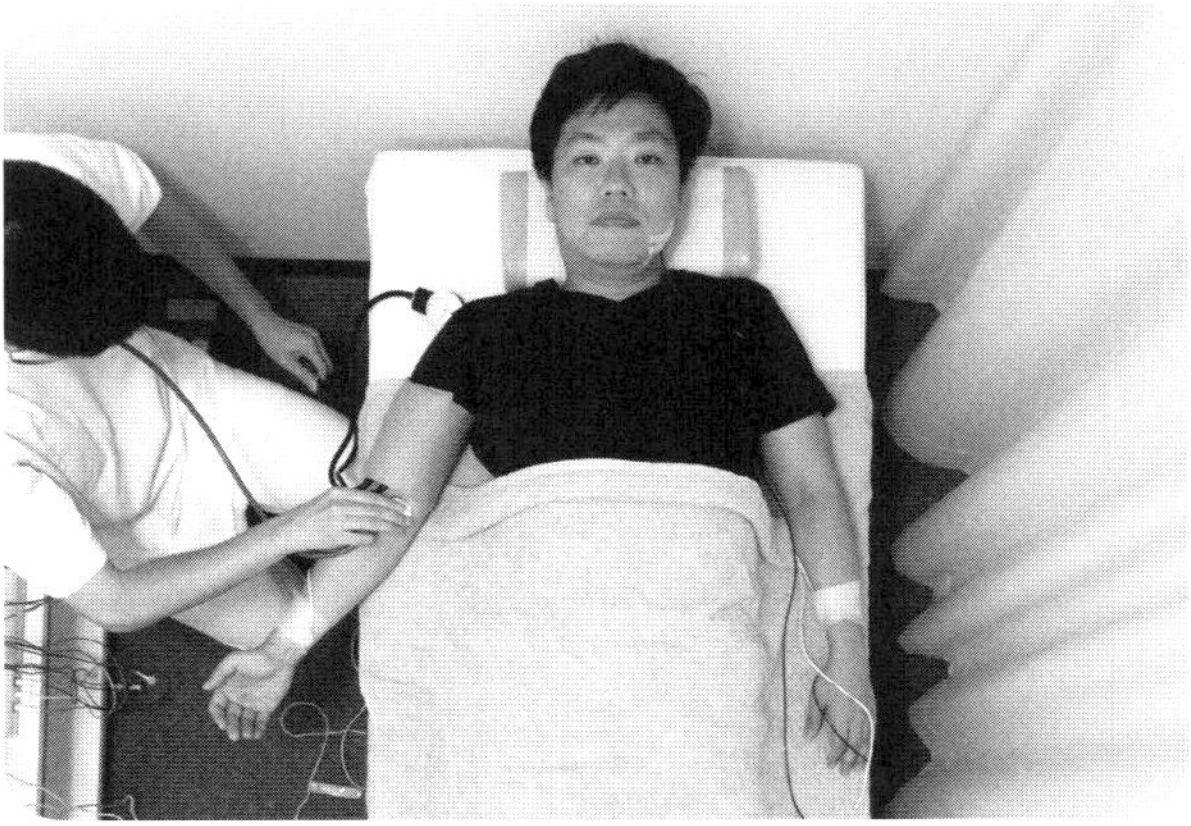
治療前に血圧を測る。血圧も治療後に劇的に改善することがあるという。

まずは、専門の機器を備えたクリニックを訪れ、問診票に記入するところからスタート。これは通常の診察や治療でクリニックを訪れるときと同じです。身長や体重、既往症や最近の症状などを事細かに書きます。

問診票をもとに、ストレスフリー療法の担当者と改めて現在の身体の状態を確認します。いつからその症状が出たのか、それはなぜなのか、そのときの治療方法は何か、今はどのようなことに気をつけているのか、などを詳しく聞かれます。

「最近、身体のむくみがひどくて。偏頭痛もときどき起きるんです」（片山）。

「デスクワークが多く、このところ肩こりに悩まされています。右膝も痛みます」（池田）とのこと。

悩んでいる症状も一つではありません。**こうした問診は、きちんと治すためには必要なのでしょう。**

女性には着替えを用意

さて、いよいよ施術という段階です。担当者から「女性の方は、病院着に着替えてください」と配慮されます。男性には、その言葉はありません。「靴下を脱ぎ、シャツとズボンの裾をめくって下さい」と言われています。

女性には、前述したように、着替えが用意されています。男性は、普段着で受け

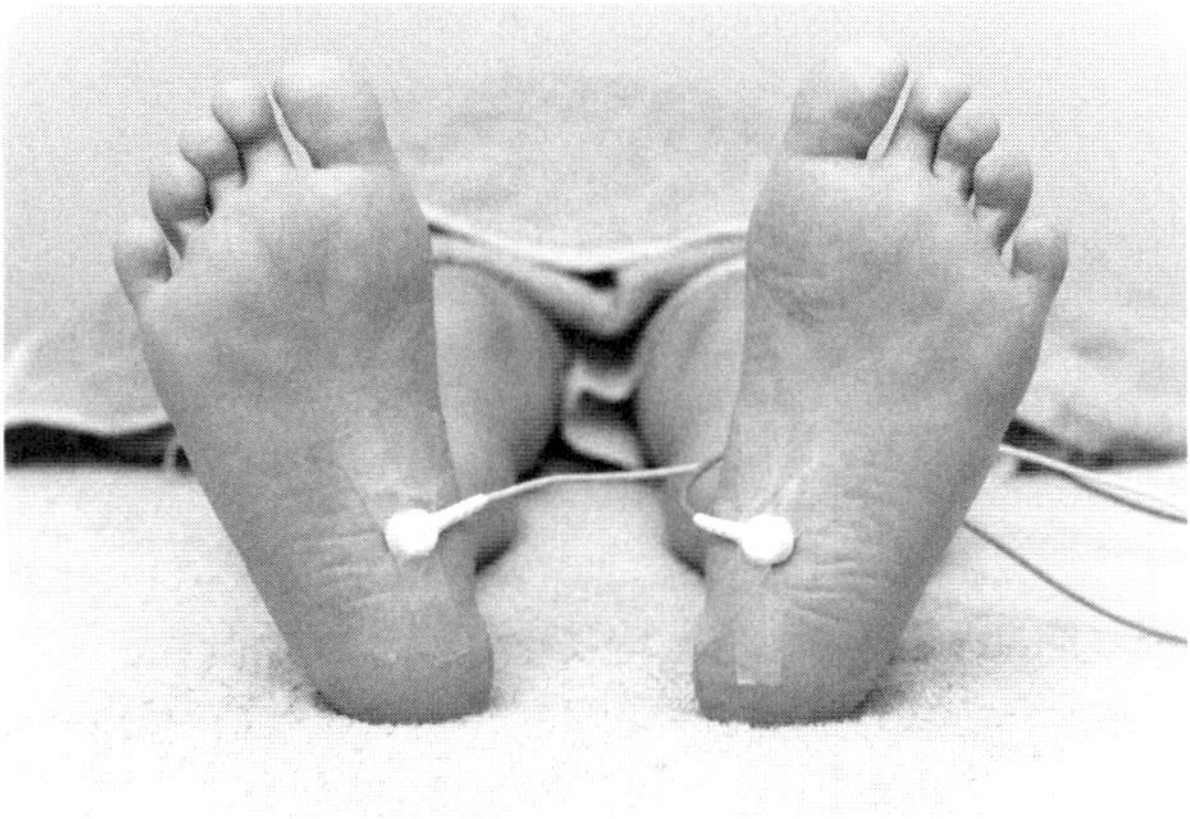

足裏のF点は、両足とも同じ箇所。くるぶしと親指の内側からそれぞれ垂直に交わる、土踏まずの少し下にある。

ることができます。ただし、「女性もストッキングをはかず、上下が分かれている服を着ていれば、必ずしも着替えなくても大丈夫です」とのこと。

ストレスフリー療法では、お腹のツボ「中脘」と足の膝近くにある「足の三里」というツボを刺激するため、服は上下に分かれていて、素足でなくてはなりません。

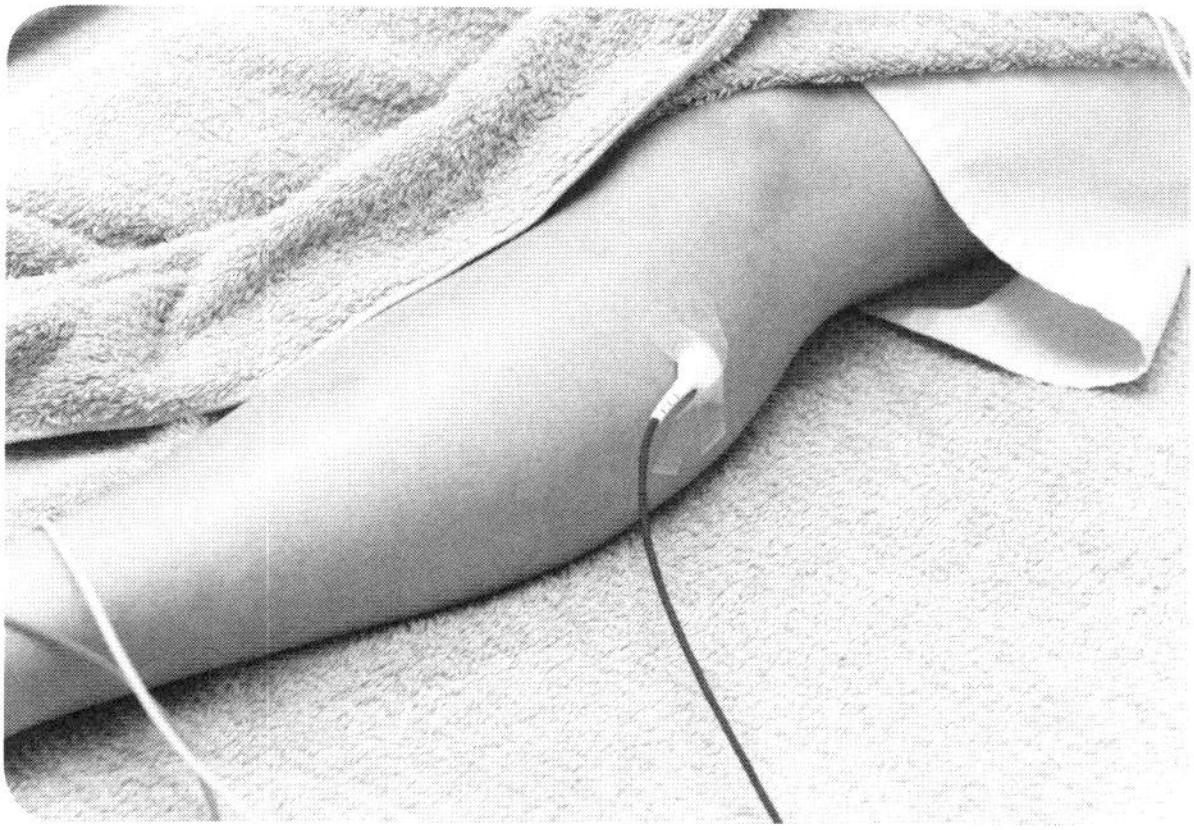

足の三里のツボは両足にあるが、ストレスフリー療法では左足を使う。

治療中は、血流・血圧と深部体温も測定

その後、２人は施術スペースに案内されます。ベッドは並んでおり、カーテンで仕切られています。

まずは、ベッドに横たわり血圧を測定。その後、両手首と左あごに「レーザードップラー」というセンサーを取り付けられました。

このセンサーは、**動脈を使って血流を測定すると同時に、深部体温も測ることができます。**

左あごのセンサーは、脳への血流

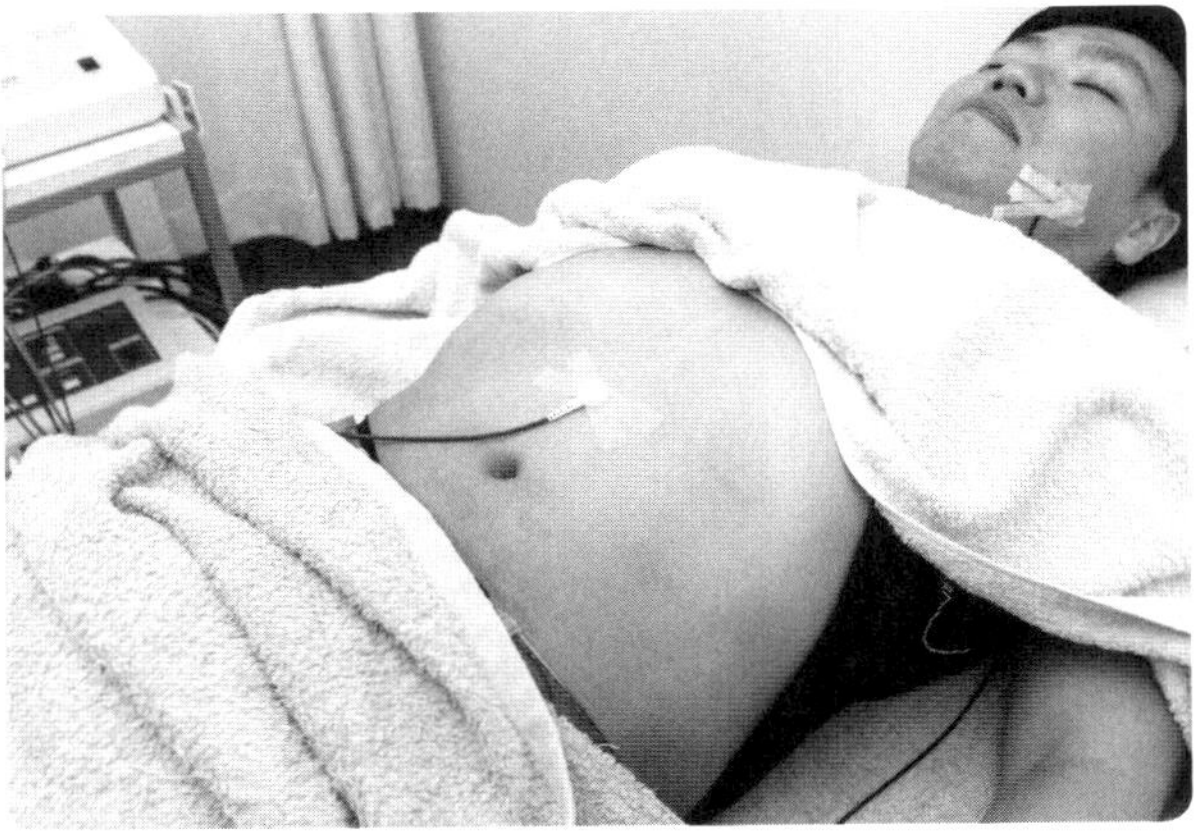

中脘は、お腹のちょうど真ん中あたり。シャツを上げればセンサーを取り付けられる位置。

を図るためのもの。また、右手首で測定する深部体温は皮膚から3mm下、左手首は5mm下の体温を検知します。

通常体温を測るときは脇の下が多いのですが、これだと外部温度に影響されることがあります。その点、深部体温は、その人の正確な体温を測ることができるのです。

設定温度は44度から50度まで

いよいよ、中脘、足の三里、足裏

のＦ点に熱刺激を与えるためのセンサーを貼ります。

センサーの４本のコードの先には、お弁当箱を少し大きくした程度の、専用の機器があります。こんな小さな機械？　と思いきや、この中にストレスフリー療法のノウハウが詰まっているのです。

準備が終わると、実際に温めていきます。**温度は４カ所それぞれ、44度から50度まで、１・５度間隔で調整できるよう**になっています。

２人とも、ちょうど中間の47度から始めることにしました。

「何度が良いのかは、人によって、その日の体調によっても違いがあります」と担当者。温度は低くても効果はあるとのことです。

初めのうちは、特に何もないのですが、次第に４点に熱さが感じられます。

「熱かったら言ってください」との担当者の言葉に甘え、早速「少し下げてくださ
い」とのオーダーが。

さて、このストレスフリー療法は30分間続くのですが、その間は温度設定のほ

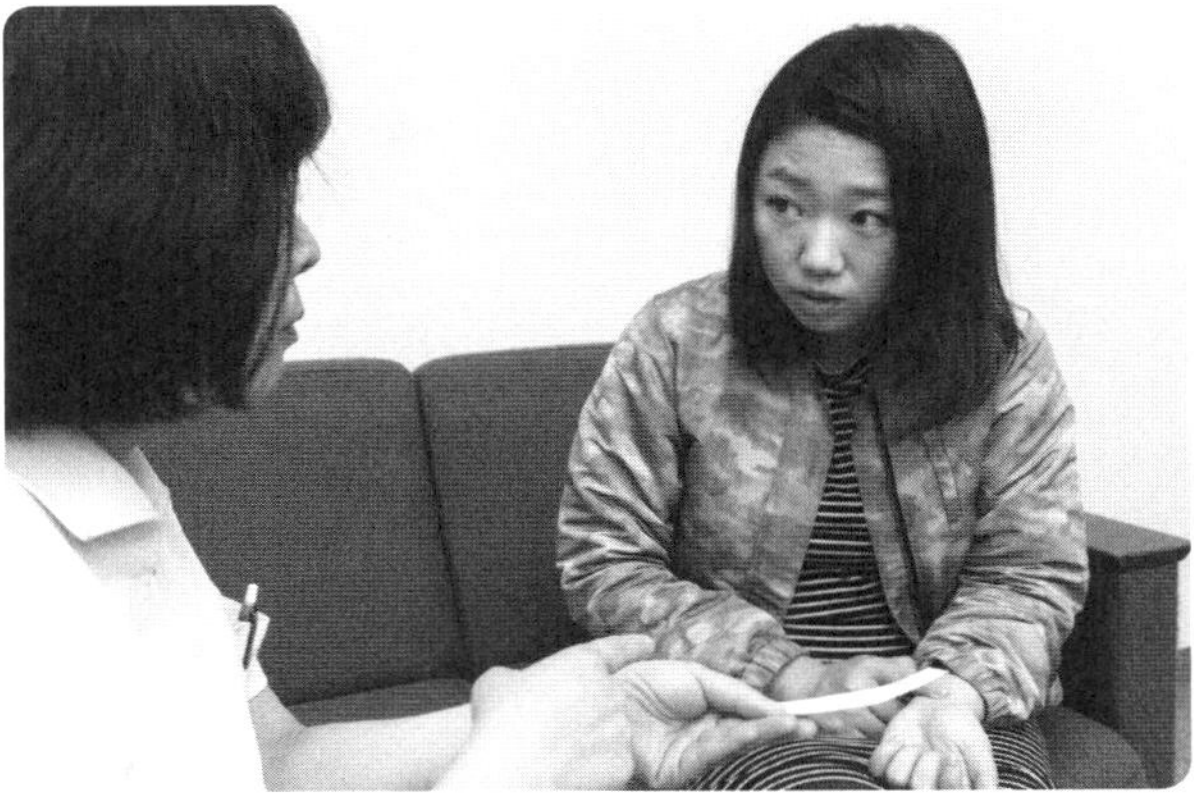

治療後、結果を聞くことができる。最初は不安感もあったが、数値の劇的な改善にびっくり。

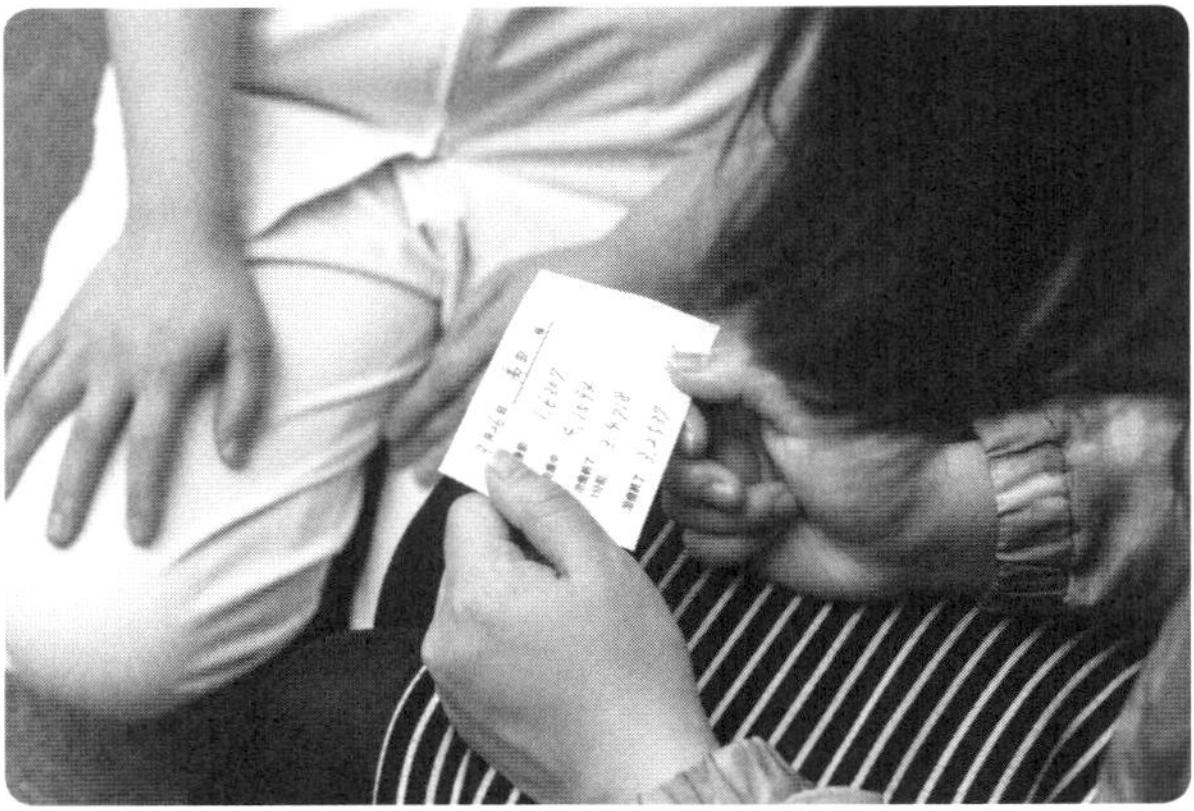

治療前と治療後の血流と深部体温、血圧の推移を、必ず紙ベースで渡される。

か、特に何も行われません。
患者はリラックスして、寝ているだけでいいのです。

ストレスから解放される実感

時間が経つにつれて、だんだんと熱による心地よさを感じるようになります。「まるで岩盤浴にいるようで、気持ちいいです。睡魔に勝てそうもありません（笑い）」（片山）。そうはいいながらも、眠るまでには至らぬ様子。

一方、隣のベッドからは、かすかな寝息が聞こえてきます。

担当者に聞くと、「施術中に寝てしまう患者さんは多いですよ」と言います。ストレスフリー療法の気持ちの良さは、誰でも感じるようです。

あっという間の30分でした。

そして、着替えや、服装を整えた後は、担当者から施術前と、施術後の血流量の

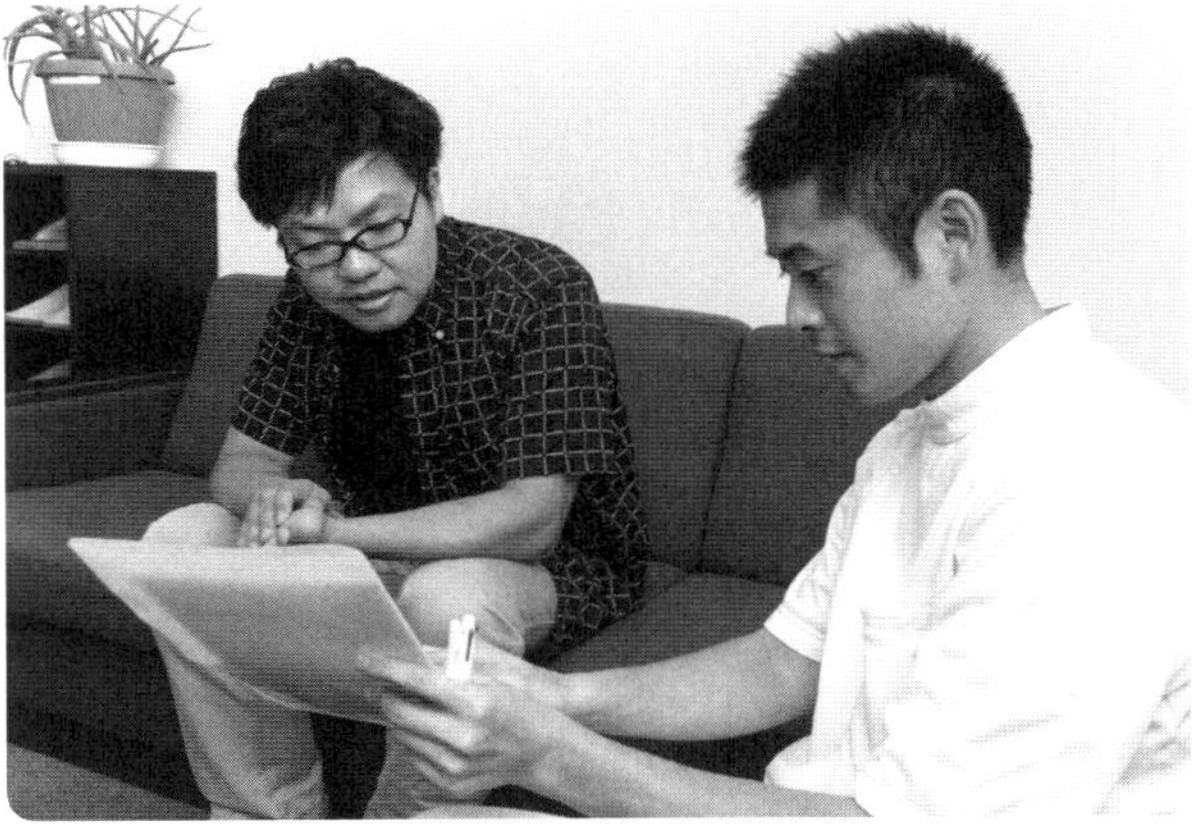

「深部体温がやや低いとの説明を受けました」（池田）。血流を良くするために、次回の施術をこの場で予約する。

変化が伝えられます。

施術の結果、最大２・55倍（片山）、２・01倍（池田）にそれぞれ血流がアップしていました。また、深部体温も教えてもらえます。深部体温が低いと病気のリスクが高まるとのこと。ストレスフリー療法を続けて受けることで、血流が改善されれば、深部体温も上がります。

問診も含めて、１時間程度で終わりです。特別な用意もなく、誰でも簡単に受けられて、モニターの２人とも施術後はスッキリした表情でした。

血流の測定結果発表

片山 緑　2.55倍

治療前	1.6307
治療中	4.1594
治療終了１分前	3.4718
治療終了	3.2537

海外旅行直後の施術でしたが、いつもは残る疲れが、すぐに取れました。むくみも改善したように思います。

池田 剛　2.01倍

治療前	0.9909
治療中	1.4550
治療終了１分前	1.8177
治療終了	1.9930

マッサージを受けてもなかなか取れない肩こりが、施術後はかなり軽くなりました。

※単位は ml

第3章

長年悩んでいた症状が改善しました
―体験者の声―

CASE 01
アレルギー

ステロイド系の塗り薬を止めることができ花粉症のつらさも緩和しました

50代／男性／自営業

若い頃から花粉症で悩んでいました。毎年、春先になると、クシャミと涙が止まらず、これは効くと聞いたことは、いろいろと試してきました。

それでも根本的な改善には至らず、結局、対処療法にすぎませんでした。

さらに10年ほど前の40歳の後半になってから、体中に発疹が出てくるように。痒みで患部を掻くので皮膚は荒れました。特に悩んだのは頭皮の発疹でした。フケが大量に出てしまい、仕事でお客様の前に出るのがどうしても億劫になってしまうようになったのです。

花粉症とは違い、発疹は季節を問わなかったので、病院の皮膚科で治療することにしました。

ステロイド系の塗り薬を処方してもらい、多少は痒みが治まるのですが、しばらく経つとまた発疹が出てくる始末です。

身体が痒いと、熟睡することもできず、夜中に起きるというようなことも頻繁にありました。睡眠不足と痒みから仕事に集中できないようなこともあり、生活面全般で悪影響が出るようになりました。

根本的に治したい。そのためには体質改善しかないのだろう。しかし、どうしたらよいのだろうと悩み続けていたときに出合ったのが、ストレスフリー療法でした。

血流を良くすることで、免疫効果が高まるということに惹かれて、療法を受けることにしました。

最初に現れた効果は、夜に熟睡できるようになったことです。また、**痒みの程度が、以前に比べて格段に改善されたと感じました。**

そして今では、ステロイド系の塗り薬をやめています。

毎年悩んでいた花粉症も、以前に比べると症状は緩和しているようです。

食事も指導されて、野菜中心のものにするとか、辛いものはあまり食べないようにするとか、ごくごく当たり前のことかもしれませんが、前向きに取り組むようにしています。

ストレスフリー療法を始めてから2年近くになります。

頭皮のフケはまだ多少は出ているため、完全に治癒したわけではないのですが、昔のように、お客様の前に出るのが億劫になるようなことはなくなりました。

何よりも、気持ちの部分で前向きになれるようになったことに感謝しています。

血流量の変化

初回受診時
2・30倍

受診中最大値
（36回目）
2・86倍

※受診前と後の血流量の変化を調べたもの

CASE 02
がん

寝たきりで、ほとんど動けなかった義兄が車を運転するまでに元気になりました

68歳／男性／無職（義妹の体験談）

義兄は以前から糖尿病を患っており、血糖値は160～180を推移していました。そのため、1日1600kcalほどの食事制限を行っていました。

2015年の正月に数カ月ぶりに会ったのですが、身長176cm、体重80kgの堂々とした体格だった義兄が痩せていました。食事制限のおかげだと思ったのですが、聞くと、血糖値は下がっていない。むしろ200近くまであがっているのです。さらに背中に痛みがあり、食欲もないとのこと。

私自身、医療従事者でしたので、これはおかしいと思い、検査をすることを勧めました。胃カメラを飲んだのですが、そのときは異常なしと言われました。

しかし、3月に痛みが激しくなり、救急で病院に行きました。そのとき膵臓の1／5が、がんに侵されているとわかりました。しかも手術適用外だとも医師から告げられたのです。

ちょうどその2日前に、私は偶然、旧知の医療従事者からストレスフリー療法のことを聞いていました。その理論的な知見を聞いて、この方法なら義兄の病気の改善が見込めるのではないかと思い、専用の機器を購入しました。

それから義兄は、毎日朝晩2回、ストレスフリー療法を続けています。

効果は劇的でした。

痛みとだるさ、不眠、それに食欲不振と体力低下を訴えて、寝たきりになっていた義兄でしたが、最初にストレスフリーを行った日に、「身体が温かい」と言い、その晩は熟睡したのです。

5日目には、それまで流動食だけだったのですが、好物のお菓子「柿の種」を自ら口にするようになりました。

ストレスフリーを始めて2カ月と経たないうちに、車の運転を自分でするようになり、今では趣味の家庭菜園の農場まで通っています。

昼間も横になっていることが多かった義兄が、外に出歩けるようになったことに、家族の１人として喜びを通り越して、驚きを感じています。

ストレスフリー療法を始めて４カ月後に、がんの検査をしたのです。すると、がんが小さくなっていました。義兄は抗がん剤も使用していましたが、医師の判断で体調の良いときだけでしたので、通常よりは使用量は少ないのにもかかわらず、です。この結果には、主治医も驚いていました。

今では、杖を使わなくても歩けるようになっています。今年の秋、義兄は家庭菜園に種をまきました。来春、収穫するつもりなのです。

もちろん、義兄のこれからについて楽観視しているわけではありません。しかし、前向きに生きようとしている義兄を見て、私たちも希望を持てるようになっています。

※自宅療養のため、血流データはありません。

CASE 03
糖尿病

インスリン注射が不要になり前向きな生活を送れています

60代／男性／会社員

若い頃から、仕事で出張することが多く、出張先でおいしい食事やお酒を飲むことが多かったのが原因だったのでしょうか。血糖値が高くなり、その指標であるヘモグロビンＡ１ｃの値が「10」台にまで上がってしまいました。疑いなく糖尿病患者です。

医者からインスリン注射をするように言われ、しばらく続けたところ、「６」台にまで落とすことができました。

それで気が緩んだのか、しばらく経つとまた上がり始めたのです。ちょうど８年ほど前の50代半ばのときです。

これから先の人生を考えると、インスリン注射に頼っていてはだめだ。根本的に糖尿病を治すよう、取り組まなければならないと考えるようになりました。

それでも、ヘモグロビンA１cの値は大きく下がることはなかったのです。

ストレスフリー療法のことを知ったのは、今から2年ほど前のこと。糖尿病に効果があるとのことでしたが、実は半信半疑でした。ただ、「血流を良くすることが糖尿病に効く」ことは自分でも納得がいきましたので、まずは試してみることにしました。

２週間に1回の頻度で専門の機関に通ったのですが、効果はすぐに現れました。自分でも驚くほどです。

並行して、これまでの病院で薬も処方してもらっていましたが、**インスリン注射はストレスフリー療法を始めてすぐにやめました。**

今ではヘモグロビンA１cの値は「５・５」までに下がっています。薬で数値をコントロールしていることもありますが、以前のように食事前にインスリン注射を打つ煩わしさがなくなったことには感謝しています。

ストレスフリー療法を始める前にはあまり意識していなかったのですが、睡眠も良く取れるようになりました。

体調がよくなると、日常生活全般にも気をつけるようになりました。食事でも意識して糖質制限をして、不摂生な生活も控えるようにしています。

健康的な生活を送るためには当たり前のことなのでしょうが、こうした体調の変化を実感すると、前向きな生活も能動的に取り組めるようになるのですね。

１７０ｃｍの身長で68ｋｇあった体重は57ｋｇまでになり、それを維持しています。

糖尿病は、完治することはないといわれています。その意味でも、これからもストレスフリー療法を続けて、これからの人生を楽しんでいきたいと思っています。

血流量の変化

初回受診時
3・33倍

受診中最大値
（27回目）
3・81倍

※ 受診前と後の血流量の変化を調べたもの

CASE 04
視力低下（眼精疲労など）

パソコンによる眼精疲労が回復 目薬いらずの生活に戻りました

50代／男性／会社員

仕事でパソコンを使っており、疲れ目というのでしょうか、１日に何回か目を休ませなければ仕事が続けられない状況が続きました。

疲れ目に効くと書いてある目薬をさすことが多くなりました。さらに３年ほど前から近視が進み、それも眼精疲労の要因になったのだろうと思います。

２０１５年の６月に、ストレスフリー療法について知る機会に恵まれました。血流を改善させることで、体質が改善し、さまざまな病気や症状に効果があることを聞き、興味が湧きました。

私は若い頃からスポーツが好きで、学生時代はハンドボールをしており、社会人になってからテニス、ゴルフなど、いろいろなことにチャレンジしてきました。フルマラソンを走ったこともあります。

そのため身体のケアについても興味があり、ちょっと調子が悪いなと思うと、マッサージを受けることもありました。

ストレスフリー療法についても「自分には高血圧の症状もあることから、一度試してみようかな」と軽い気持ちで、専門のクリニックに足を運んだのです。

最初の治療が終わって、足のむくみが取れたのかなと思うほど、靴が緩く感じたのにはびっくりしました。いや実際に、むくみが解消されたのでしょう。

効果があると実感したので、時間が許せば週に2回、クリニックに通うこともあります。

最初の目的だった眼精疲労は、**あれほど目薬に頼っていたのに、以前のように疲れを感じることはなくなりました。**

もちろん、パソコンとにらめっこの仕事ですから、ときどき目を休ませることは続けています。しかし、それも意識してやっているくらいで、モニターがかすんで見えにくくなったから、といったことはなくなりました。

実は、もう一つ体調の面で改善したことがあります。それは便通が良くなったことです。

便通に関しては、悩むというほどでもなかったのですが、気がつくと毎日が快便です。ストレスフリー療法は、腸の蠕動運動を活発化するとありましたが、それはこのことを意味しているのかと、合点がいった次第です。

血流量の変化

初回受診時
3・03倍

受診中最大値（12回目）
3・24倍

※受診前と後の血流量の変化を調べたもの

もともと、若い頃からスポーツをし、身体を維持していきたいという思いがありましたから、ストレスフリー療法がそれをサポートしてくれるのだと思っています。

大きな病気にかからなくても、続けていくつもりです。

CASE 05
うつ

うつが治っただけでなく、身体の不調や不眠も改善し、生きる元気が出ました

60代／女性／主婦

皆さん、私に初めて会うと、本当に「うつ」だったのですか？　という顔をされます。

明るく元気な印象があるようなのですが、実は、私はうつでした。

私が「うつ」になった原因は一つではありません。一つは遠く離れて住んでいた義父の介護がありました。もう一つは座骨神経痛です。さらに線維筋痛症だと診断されたこともあります。こうしたストレスが重なったのでしょう。

線維筋痛症の症状は、身体のさまざまなところがこわばったり、疲労や倦怠感、頭痛や落ち込んだ気分になったり、不安感や不眠に悩まされたりします。

私の場合は、これらすべての症状が出ていました。ちょうど50歳頃でした。最初のきっかけはわかりません。また、どれがいつどのように影響したのか、今となってはわからないのですが、身体のあちこちがうまく働かなくなって、それが「うつ」の状態をひどくさせていったのだろうと思います。

家では、ずっとふさぎ込んでいて、昼もソファで寝ていました。

３年前に、いよいよ膝が曲がらなくなって歩くことも困難になり、家から近くて、整形外科とリハビリテーション科のあるクリニックに、わらにもすがる気持ちで行くことにしたのです。そのクリニックは、たまたまストレスフリー療法を実践していたのです。

クリニックの先生に勧められて、ストレスフリー療法を受けることにしたのですが、ここまで自分の体調が改善するとは思ってもいませんでした。

10日に1度のペースで通院しました。結論から言うと、まだ歩くときに杖を使うことがありますが、痛みやだるさ、不眠などは改善し、日常生活において困ることはほとんどなくなりました。食欲も出てきました。

何よりも、**うつの症状が改善したのは驚きでした。**脳の血流が増えたからなのか、あるいは身体の諸症状が改善され、ストレスが減ったからなのか私にはわかりません。その両方かもしれませんが、**人生を前向きに考えられるようになり、生きる元気が出ました。**１人で外出もできるようになりましたし、旅行にも出かけるようになりました。

私をサポートするために、家族は時間を削ってくれていましたから。私が明るくなったことで、皆、喜んでいます。

血流量の変化

初回受診時
2・16倍

受診中最大値
（80回目）
3・94倍

※受診前と後の血流量の変化を調べたもの

CASE 06
冷え性

40年近く悩まされてきた冷えとしびれが改善しました

50代／男性／会社経営

20歳の頃にオートバイで事故を起こし、そのとき、頸椎《けいつい》を損傷しました。それ以来、首に負担のかかるジェットコースターや、転倒すると致命的な障がいを持つ危険のあるスノーボードなどのスポーツを控えるようにしています。

ジェットコースターやスノーボードができないことが、日常生活に支障を来すわけではないので、それは仕方がないことです。

しかし、頸椎損傷が原因と思われる手足のしびれや、冷えにはずっと悩まされて、日常生活にも影響が出るようになったのです。

特に季節の変わり目には手足にしびれが来たり、夏になると冷房の寒さに耐えられなくなったりしました。

私は、社員が１００名ほどいる会社を経営しています。冷房の寒さに耐えられなくて、設定温度を高めにするように頼むのですが、社員にとっては暑く、仕事の効率が落ちてしまうのではないかと心配だったのです。

若い頃から、鍼やお灸、カイロプラティック、マッサージなどの治療を試してきました。しかし、どれも根本的な解決にはなりません。

２０１５年の夏前に、友人の紹介でストレスフリー療法を知ることになりました。

頚椎損傷、血流不足、冷え、しびれといった一連の因果関係を考えると、ストレスフリー療法は効果があるのではないかと思いましたので、早速、治療を受けることにしました。

１回目の治療のときに、**身体全体がポカポカと温かく感じたのは、今でも強く印象に残っています。**

4回目くらいからでしょうか、特に冷えに関して効果を実感するようになりました。

ちょうど夏でしたので、社員の反応も「社長、寒いと言わなくなりましたね」と指摘されるほどでした。

まだ、ストレスフリー療法を始めてから1シーズンを超えたくらいです。季節の変わり目を経験していません。

40年近く悩まされた冷えやしびれですので、一朝一夕で治癒するとも思っていません。これから冬場を迎え、外気温が冷たくなるときに自分がどう感じるのか、楽しみです。

血流量の変化

初回受診時
2・52倍

受診中最大値
（7回目）
3・40倍

※ 受診前と後の血流量の変化を調べたもの

CASE 07

脳機能

施術を始めて数週間で思考力が戻り身体の違和感もなくなりました

60代／女性／主婦

２０１４年6月にめまいと吐き気を感じ、病院で診てもらったところ、小脳梗塞と診断されました。小脳の血管が詰まり、身体にさまざまな障がいが起きます。

身体の麻痺が起こることはなかったのですが。バランス感覚に違和感があり、右耳が少し聞こえにくくなり、思考力が少し衰えたと感じるようになりました。

私のように比較的軽い梗塞でも、こうした症状が起こるのだというのは、想定外のことでした。

原因は、いくつかあるのでしょうが、夫が記憶障がいを煩っており、また母が認知症でその介護も続けていました。自分では大きな問題ではないと思っていたのですが、やっぱりそれなりのストレスがかかっていたのでしょうね。

小脳梗塞は、２年後に再発するリスクが高いことを言われていました。医師から薬の処方をしてもらいましたし、食生活も改善するように努めていたのですが、もっと体質そのものを改善することで、根本的に再発のリスクを抑えることはできないかと考えました。

実は、以前、右足を痛めており、クリニックに通いリハビリを行っていたのですが、そこでストレスフリー療法も実践していたのです。

リハビリの先生から、血流を良くするためのものだと聞き、小脳梗塞は小脳の血管の障がいですから、効果はあると思いました。

もう一つ、肩こりや背中の張りにも悩んでいたので、別のクリニックに２カ月に３回のペースでマッサージにも通っていました。ストレスフリー療法を受けるにあたり、このマッサージへの通院をやめることにしました。

８月に治療を始めて最初に実感したのは、肩こりや背中の張りに一切悩まなくなったことです。

さらに、身体のバランスの違和感もなくなりました。思考力も戻ってきたのも感じています。

もちろん、薬は飲み続けていますし、食事も気をつけているので、小脳梗塞に伴う障がいが良くなっている事実は、これらとの相乗効果もあるのでしょう。

ただ、ストレスフリー療法を始めてから、身体の調子が大幅に改善していることを考えると、かなりの影響があるということを確信しています。

血流量の変化

初回受診時
2・72倍

受診中最大値
（44回目）
3・31倍

※ 受診前と後の血流量の変化を調べたもの

CASE 08
高血圧、脂肪肝、便秘

血圧を下げる薬の服用を止めることができ脂肪肝や便秘も良くなりました

70代／女性／主婦

ストレスフリー療法との最初の出合いは、２０１４年の11月に、首と腰の痛みで、整形外科に通い始めたことでした。

その頃、私は高血圧に悩んでいました。数値は、上が１７０台で、長い間かかりつけの医者から処方された血圧を下げる薬を飲んでいたのです。そのほかにも、粉瘤（膿がたまってこぶができる病気）、脂肪肝、便秘、睡眠障がい、下肢の血行不良、ヘルペスなど、さまざまな症状を抱えていました。

通い始めた病院で、血流を改善することで身体の悪いところが良くなる「ストレスフリー療法」を知り、飛びついたというのが本音です。

最初は、一番症状がひどかった粉瘤の痛みを治したいという一心でした。２０１２年に足に症状が現れ、こぶを取るために手術をした際に、治療後も痛みが出ることを言われていたのですが、その通りに、歩くのも困難になるほどでした。足の色も赤黒くなって痛みにずっと悩まされていました。

治療を始めて、５カ月くらい経ってからでしょうか、**足の色が肌色に改善していくのがわかりました。痛みも以前のように感じなくなったのです。**それまで外出するのが億劫になっていましたから、嬉しかったですね。

でも、それだけではありません。血圧が正常値になっていたのです。１３０台まで下がり、かかりつけのお医者さんもびっくりされており、薬もやめることができました。さらに、首と腰の痛みが和らぎました。

脂肪肝もあったのですが、肝臓の数値も良くなっています。

便秘にも悩まされていましたが、今では便秘薬に頼ることもなくなりました。

最近では、熟睡できるようになっています。

そして、ヘルペスも出なくなりました。

こうした症状がなぜ現れていたのかと、今になって思います。症状が出ているときは、それを改善したいことに頭がいっぱいで、なぜそうなったのかまで頭が回りません。

一つひとつの要因はわかりませんが、自分では気づかないところで、やっぱりストレスがあったのだろうなと思っています。

血流が不足して、それが、さまざまなところに影響している。粉瘤も皮膚の老廃物が原因なので、血流が良いことは大事なのだなと思います。

最初は毎週でしたが、今は月に2回のペースでストレスフリー療法を受けています。まだ続けていきたいと思っています。

血流量の変化

初回受診時
2・53倍

受診中最大値
（20回目）
2・95倍

※受診前と後の血流量の変化を調べたもの

CASE 09
腰痛

「単なる温熱治療とは違うな」と思いました 腰の痛みが緩和し、生活改善の指導も受けています

70代／男性／自営業

若い頃はテニス、スキー、ゴルフといろいろとスポーツを楽しんできました。下手の横好きといった程度ですが、体力には自信を持っていました。

70歳を超えると、さすがに思うように身体はついてこなくなるものですね。

実は3年前に雪が降ったとき、家の前の雪かきをしていて腰を痛めてしまいました。

指圧にも行きましたし、マッサージにも通いました。若い頃はすぐに治ったのですが、なかなか痛みは引きません。それからは、腰痛は慢性的な症状になってしまいました。

腰をかばうせいなのか、今度は足にしびれが出るようになりました。例えば、電車の中でしばらく立っていると、しびれの状態が悪化してくるのです。

そんなときに、ストレスフリー療法に出合ったのです。きっかけは、科学技術を紹介するイベント会場を訪れたことでした。

新しい技術への知見を広めるために、仕事として会場に行ったのですが、そこで専用の機械を使ってツボをピンポイントで温めるという方法を紹介していました。「おやっ、これは単なる温熱治療とは違うな」と思い、興味を惹かれました。仕事上、科学に関する多少の知識を持っていたことも影響しています。

ブースに立ち寄り、話を聞き、療法のエビデンスがわかり、効果があることを自分なりに確信したのです。

最初にストレスフリー療法を受けたのは２０１４年9月です。完全になくなったわけではありませんが、**腰の痛みはかなり緩和しました。**

正直に言って、この歳になると腰の痛みが治らないのは仕方がないのだろう、寝たきりになるようなことさえなければと思っていました。

大幅に改善するのだという驚きとともに、喜びもわき起こりました。

クリニックでは、検査結果を聞いたうえで生活指導を受けることもできます。改めて健康に対する意識が高まりました。

筋肉が衰えていくのは仕方がないのかもしれません。しかし、歳をとっても身体を動かすことを苦にしないために、日頃のストレッチや軽めのトレーニングを欠かさないようになりました。

大雪のときに雪かきをしたときも、準備運動を行っていれば、腰を痛めることはなかったかもしれません。

その意味でも、ストレスフリー療法を受けたことで、腰痛改善だけでなく、意識の改善も果たせたのだと思っています。

血流量の変化

初回受診時
2・97倍

受診中最大値
（16回目）
3・05倍

※ 受診前と後の血流量の変化を調べたもの

CASE 10
肩こり

シルバー世代でも肩こりが解消　血流不足が原因だと実感しました

60代／女性／主婦

夫が「ストレスフリー療法」のために、専門のクリニックに通い始めてから、家に帰ってくる度に、ストレスフリー療法の気持ちの良さと効果を私に話をするのです。

夫は腰痛を治したいという思いからクリニックに通い出したのですが、腰痛だけでなく、血圧の数値も安定するようになったのです。

「おまえの肩こりにも効くと思うよ」という夫の言葉に後押しされて、私もストレスフリー療法を試してみることにしました。

私の肩こりはひどく、これまでマッサージに通ったりして、こりをほぐそうとしたのですが、なかなか治らない「頑固者」でした。

それが、ストレスフリー療法を受けてから、びっくりするほど改善しました。これまで腕が肩より上にあがらず、また首回りもいつも重い物が乗っているような、どんよりとした感じだったのですが、**肩の上に乗っかっていたものが取り払われて、頭全体も軽くなったような気がします。**

60歳を超えたシルバー世代にとっては、肩こりは病気のうちに入らないのだ、一生背負っていかなければならないのだろうな、と諦めていたのです。それが、多少重い物を持っても気にならなくなったし、首も回るようになって、その考えは間違っていたのだと思い直しました。

血流不足は万病の元だということを、ストレスフリー療法を受けてから実感しました。肩こりも、加齢に伴う筋肉の固まりというよりも、血行不良によるものなのですね。

ストレスフリー療法を受けてから、便通も改善されました。人に悩みを打ち明けるほどではないと、自分で勝手に思っていたのですが、毎日快調です。

さらに、夜、よく眠れるようになりました。実は医者から、軽い睡眠導入剤を処方してもらっていましたが、これも気休め程度にしか思っていなかったのです。しかし、熟睡して健やかに起きることがこんなにも気持ちのよいことなのだと、改めて思ったくらいです。

こうした体調改善が続いて、血流と病気は密接に関係することが分かりました。

今は月に3～4回、夫と一緒に通っています。治療が終わってから、夫と一緒に食事をするのも楽しみの一つになっています。

血流量の変化

初回受診時
2・28倍

受診中最大値
(8回目)
2・88倍

※受診前と後の血流量の変化を調べたもの

CASE 11
不眠

施術を受けた最初の日から熟睡できたので、今では定期的に通うようになりました

30代／女性／税理士

税理士の仕事は、数字が相手と思われがちですが、実際には人（クライアント）を相手にしなければならない仕事です。

決算報告、会計報告、申告書などの書類をまとめるのですが、そのためにはクライアントから業務内容を聞き取り、ニーズをくみ取る必要があります。

提出期限が設けられているので、会社の決算月や確定申告の期日が迫ると、仕事はハードワークにならざるを得ません。

こうしたことを繰り返すうちに、**プレッシャーによるストレスからでしょうか、夜、なかなか寝付けない日が多くなってきたのです。**

眠れないと、翌日の仕事がきつくなる。きつくなるとさらにストレスがかかる。そして不眠が重なるという悪循環です。

デスクワークも多いために、肩もこり、マッサージに通えば改善するかなと期待して、受けてみたのですが、大きな変化はありませんでした。

私がストレスフリー療法を受けるきっかけは、母でした。

母は軽いうつの症状がありました。ストレスフリー療法を受けてから明るくなった姿を見て、私も血流の改善によってストレスを解消させてくれるのではないかと思いました。

ストレスフリー療法を受けると、身体全体が温かくなるのを感じました。ストレスがなくなったのかどうかはわかりませんでしたが、**受けた日の夜に熟睡できました。**

数日、熟睡できる日が続きましたので、今も通っています。

実は、もともと視力が良いほうではなく、仕事でもパソコンに向かうこともあって、仕事中に画面がぼやけてくることがありました。

眼鏡はかけていますが、最近では前よりは画像がはっきりと見えるようになっています。視力も改善したと思います。

月曜日から金曜日まで仕事をして、2週間に1回ですが週末にストレスフリー療法を受け、翌週の仕事に備えることを続けています。

期日まで間に合うだろうか、お客様のニーズに応えているだろうかといった不安感もなくなりました。仕事に対して、ポジティブに考えられるようになったのが、私にとって一番の効果だと思っています。

血流量の変化

初回受診時
3・32倍

受診中最大値
(8回目)
3・82倍

※受診前と後の血流量の変化を調べたもの

第4章

自宅で簡単にストレスフリー療法を実践できます

指圧でも血流がアップするツボはココ！

◆こまめに行うことで健康維持

これまで、ストレスフリー療法が健康に与える影響について述べてきました。でも、「施術を行うには、専用の機器を備えたクリニックに通わなければならないの？　ちょっと面倒かな」と思うかもしれません。

大丈夫です。自宅でも職場でも、ストレスフリー療法は、指でツボを押すだけでも効果が現れます。「万能ツボ」である両足のF点を押した場合、血流が約2倍になったというデータもあります。もちろん、専用の機器を使えば、より血流がアップしますが、こまめに家庭で指圧することで健康を維持することは充分可能です。

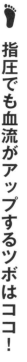

◆やりやすい姿勢で行う

専用の機器のように、自分だけで４カ所を同時に指圧することはできませんね。そこで、自宅で行う場合は、１カ所、あるいは２カ所でも効果が出る方法を教えます。

・左足の三里　＋　左足のＦ点
・中脘　＋　右足のＦ点
・両足のＦ点
・右足のＦ点

指圧する際は、**自分が心地よいと思う強さで１分間以上押せば大丈夫**です。

何回繰り返さなければならないとか、必ず何秒押さなければならないという決まりもありません。どの方法でも、指圧すれば血流増加の効果は出ます。自分がやりやすい姿勢を選んでください。

オススメ指圧 1

左足の三里と左足のF点

床に座るパターン

右足の膝のあたりに、左足のかかとを載せます。右手で左足裏のF点を、左手で左足の三里を押します。

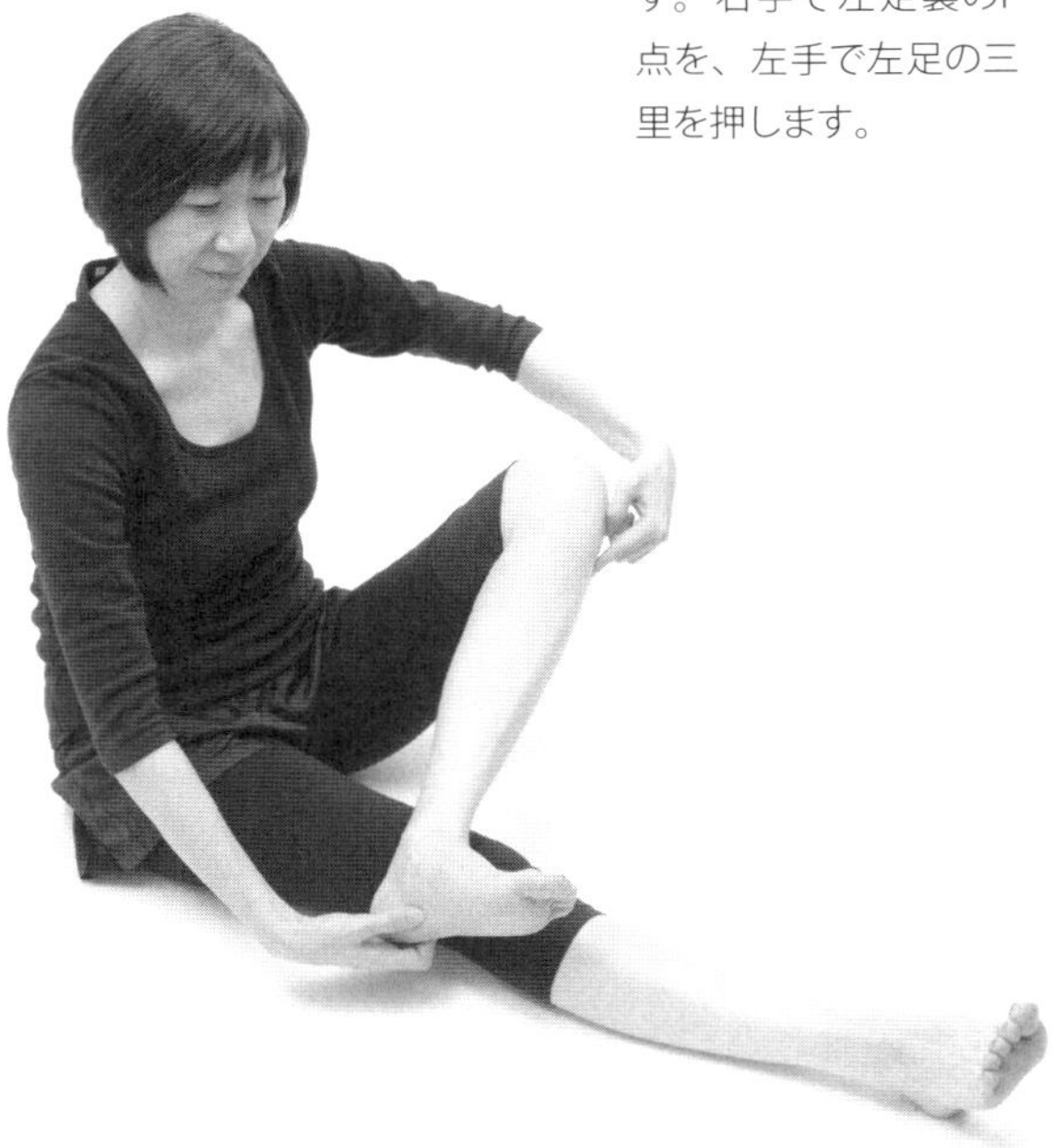

ツボの正確な位置は、23 ～ 36 ページ参照

※ この姿勢は一例です。１人で行うのが難しい場合は、
周囲の方にサポートを頼むことをお勧めします。

イスに座るパターン

イスに深く座り、足を組むように左足を右の太ももあたりにのせて行います。体の硬い方は、イスに座ったほうが楽でしょう。

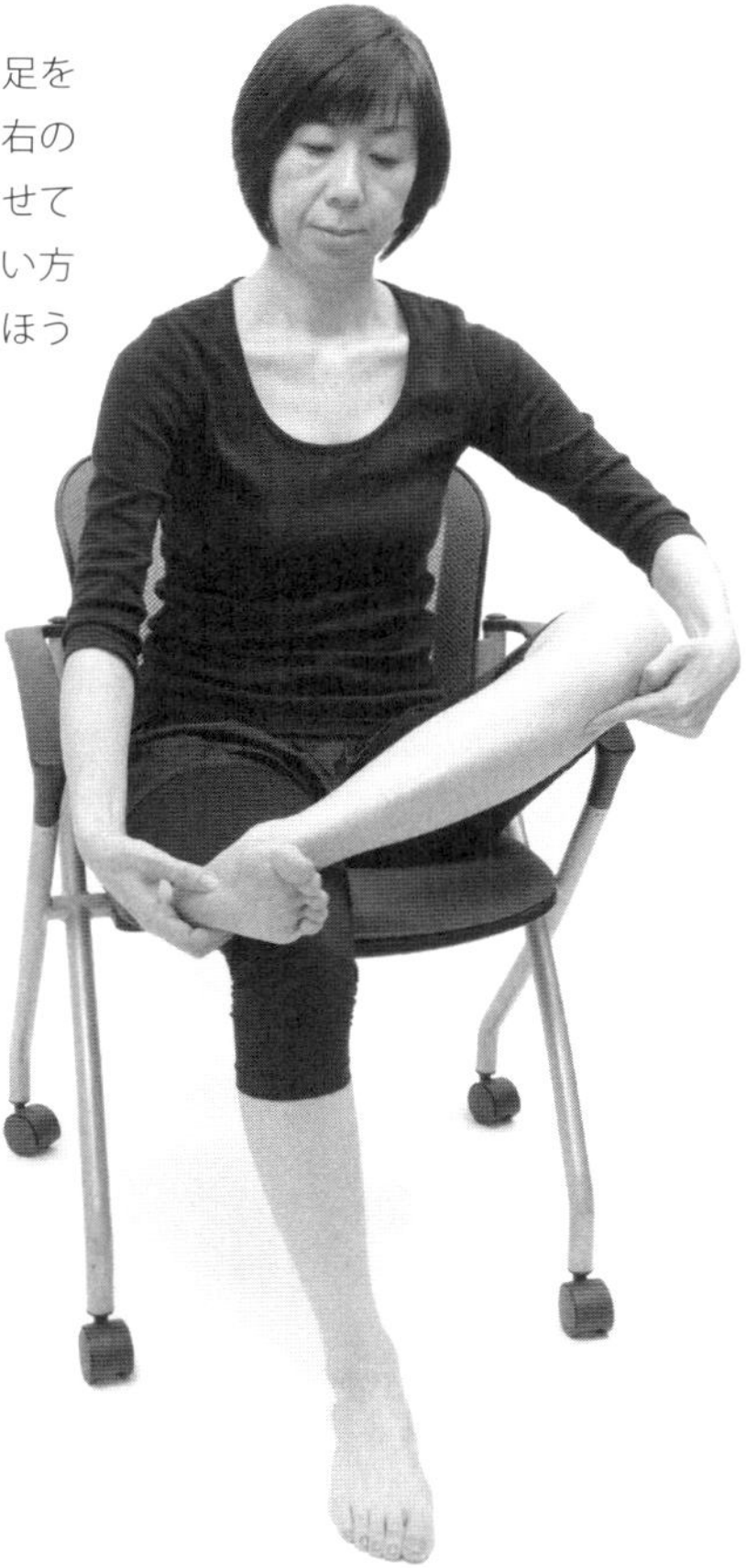

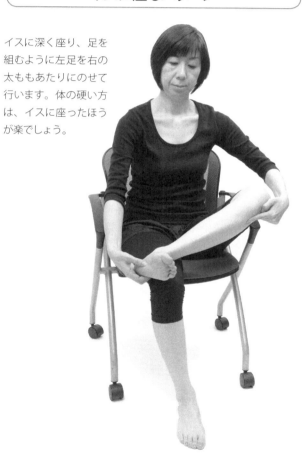

オススメ指圧 2

中脘と右足の F点

床に座るパターン

右足を曲げて、足裏のF点を押します。左手の人差し指は中脘を。

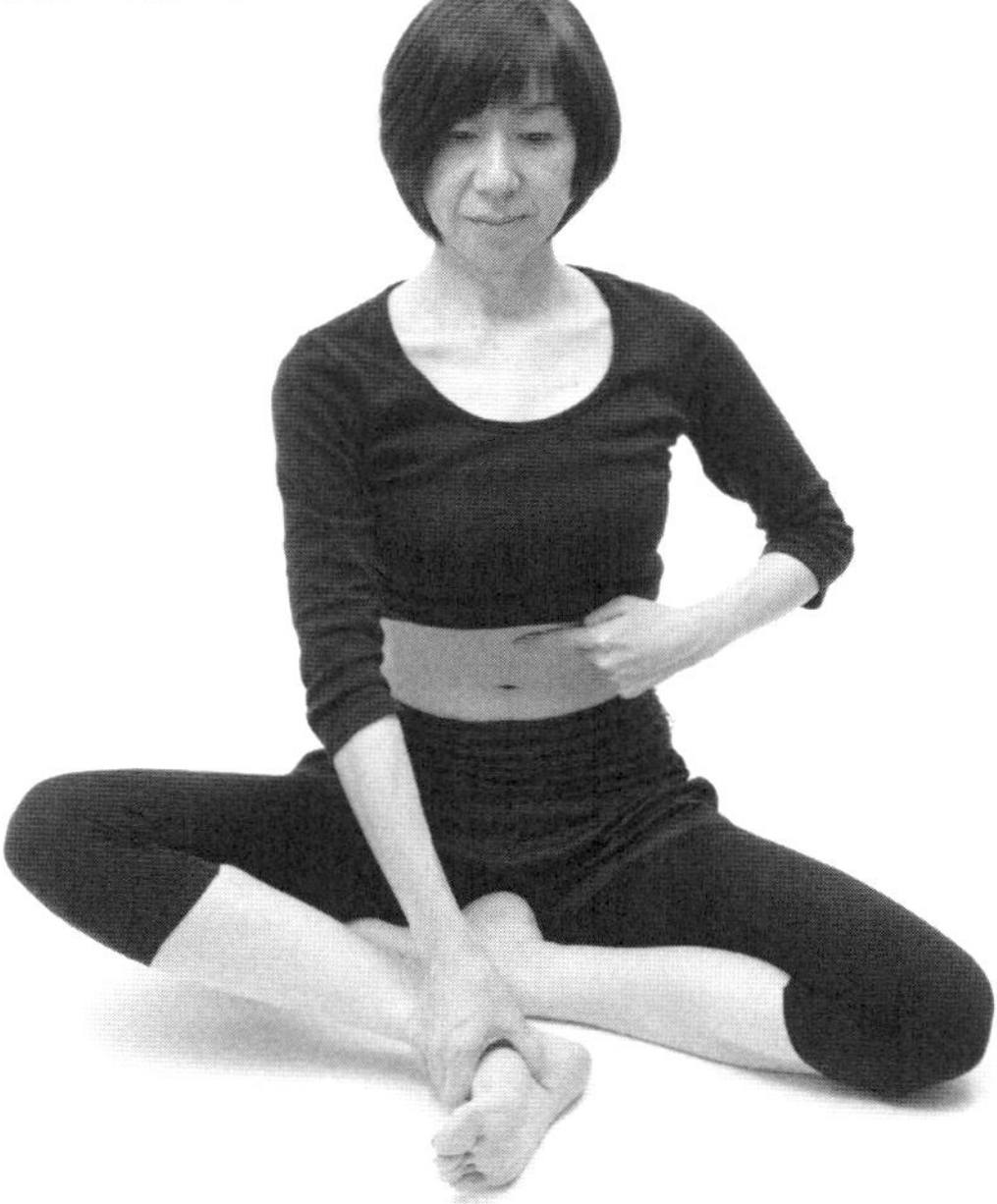

ツボの正確な位置は、23 ～ 36 ページ参照

※この姿勢は一例です。１人で行うのが難しい場合は、
周囲の方にサポートを頼むことをお勧めします。

イスに座るパターン

イスに座ったほうが、右足がより身体側に寄るため、F点は押しやすくなります。

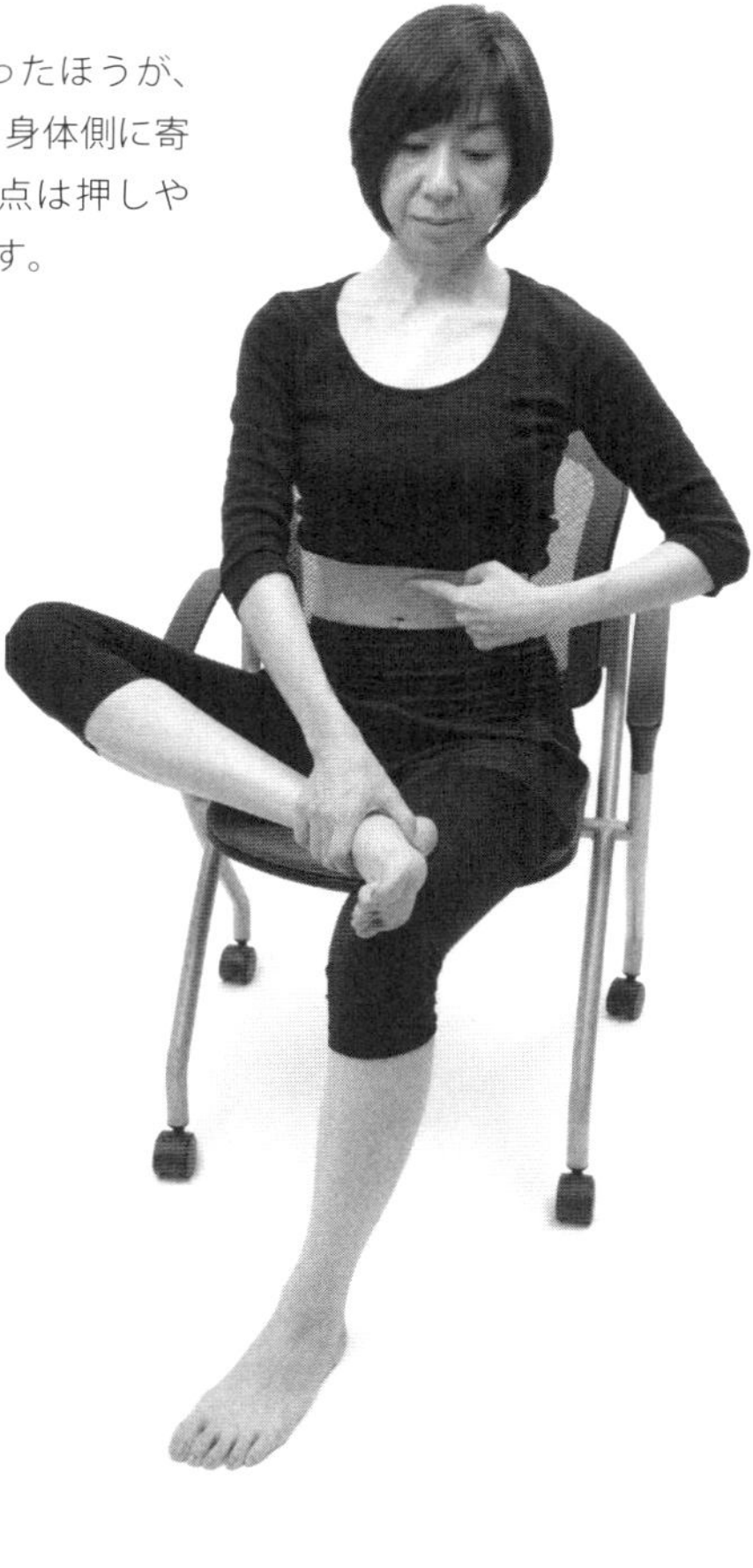

オススメ指圧 3

右足のF点

床に座るパターン

右足のF点1カ所を押すだけなので、やりやすい姿勢で。右手を使ったほうが、自然な姿勢が保てます。

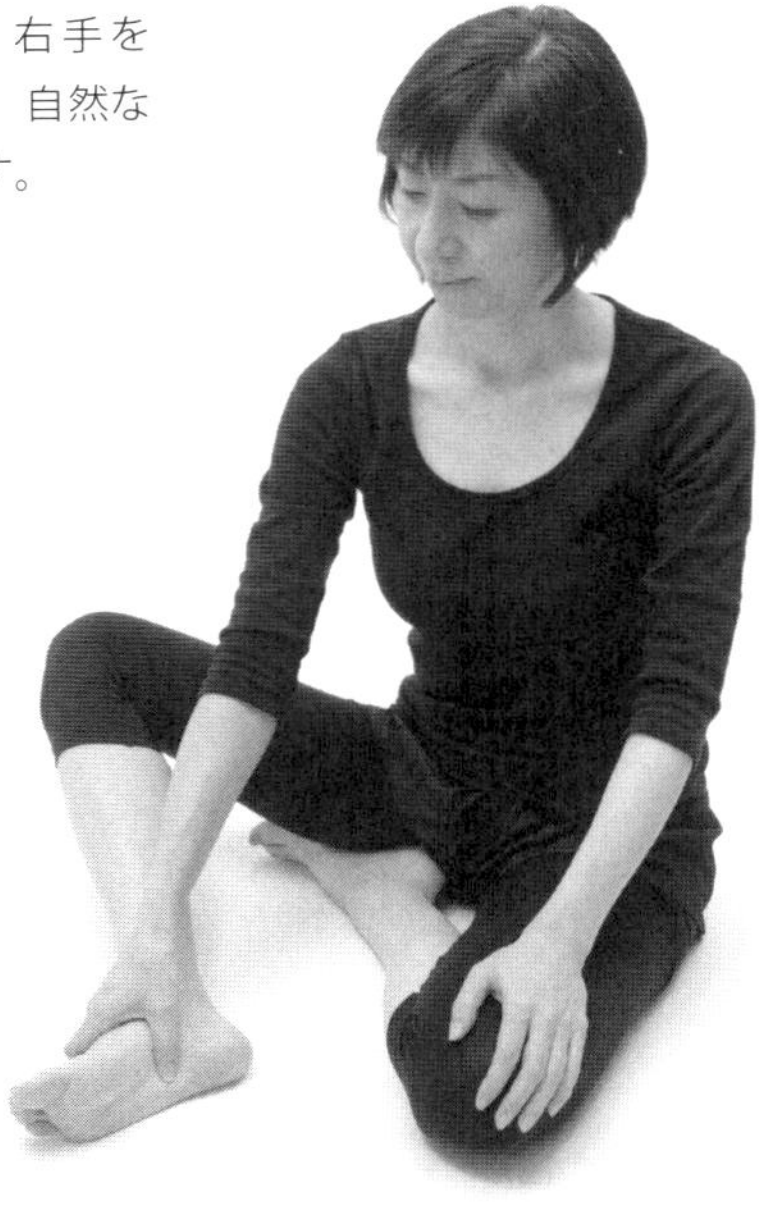

ツボの正確な位置は、23 ～ 36 ページ参照

※この姿勢は一例です。１人で行うのが難しい場合は、
周囲の方にサポートを頼むことをお勧めします。

イスに座るパターン

右足を左足の太ももに
のせてF点を押します。
写真では右手ですが、
左手でもOK。

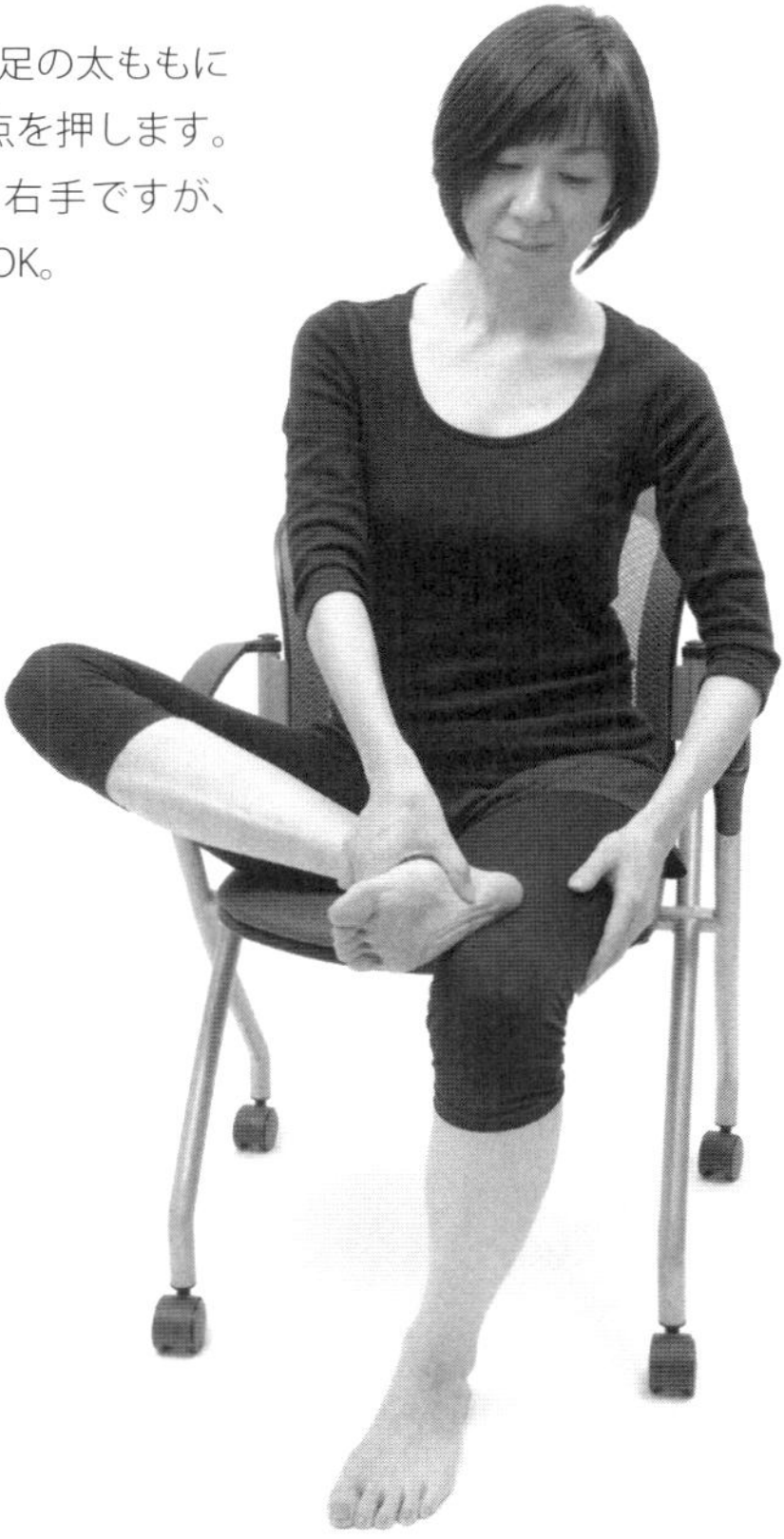

オススメ指圧 4

両足のF点

床に座るパターン

このパターンは、イスに座ると不自然な姿勢になります。床に座って、右手は右の、左手は左のF点を押すとよいでしょう。

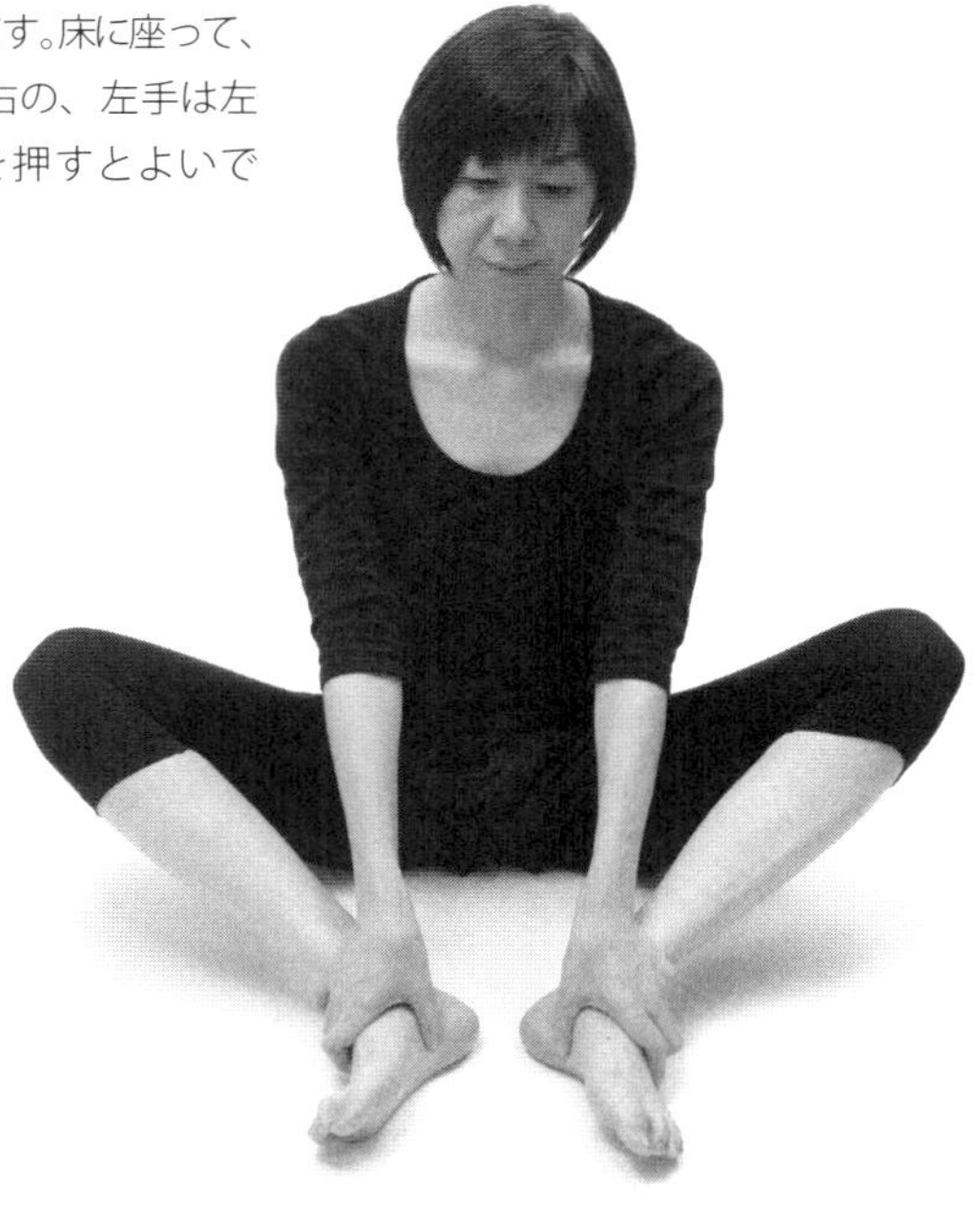

ツボの正確な位置は、23 ～ 36 ページ参照

指圧による血流の変化

おススメ指圧 1
左足の三里と左のＦ点

治療前	2.9137
治療中	3.5377
治療終了１分前	3.7950
治療後	3.0180
変化	**1.30倍**

おススメ指圧 2
中脘と右のＦ点

治療前	0.8159
治療中	0.9709
治療終了１分前	1.0314
治療後	1.1482
変化	**1.40倍**

おススメ指圧 3
右のＦ点

治療前	2.5351
治療中	2.8855
治療終了１分前	4.1419
治療後	2.9495
変化	**1.63倍**

おススメ指圧 4
左右のＦ点

治療前	1.8001
治療中	3.1181
治療終了１分前	2.8143
治療後	3.7772
変化	**2.09倍**

※単位はml
※指圧時間はいずれも５分間
※このデータはあくまで一例です。血流の変化は被験者によって異なります。

第5章

ストレスフリー療法は科学的臨床データに基づいています

科学的データに基づき究極の療法を確立

ストレスフリー療法の仕組みは次項の図のように、非常にシンプルです。「究極のツボ」を含めた特定のツボを刺激するだけで、血流量はアップし、人間が本来持っている免疫力を高めて疾病の改善につながるのです。

この仕組みは多くの症例による臨床データに基づいています。156頁以降の表のように、数値が高いと病気の原因になるストレスホルモンや唾液アミラーゼ、血糖値、血圧、中性脂肪はストレスフリー療法により正常値に減少することが確認されています。

また、こうした研究成果は国際学術医学誌にも論文が掲載されています。

◎疾病の改善につながるストレスフリー療法の仕組み

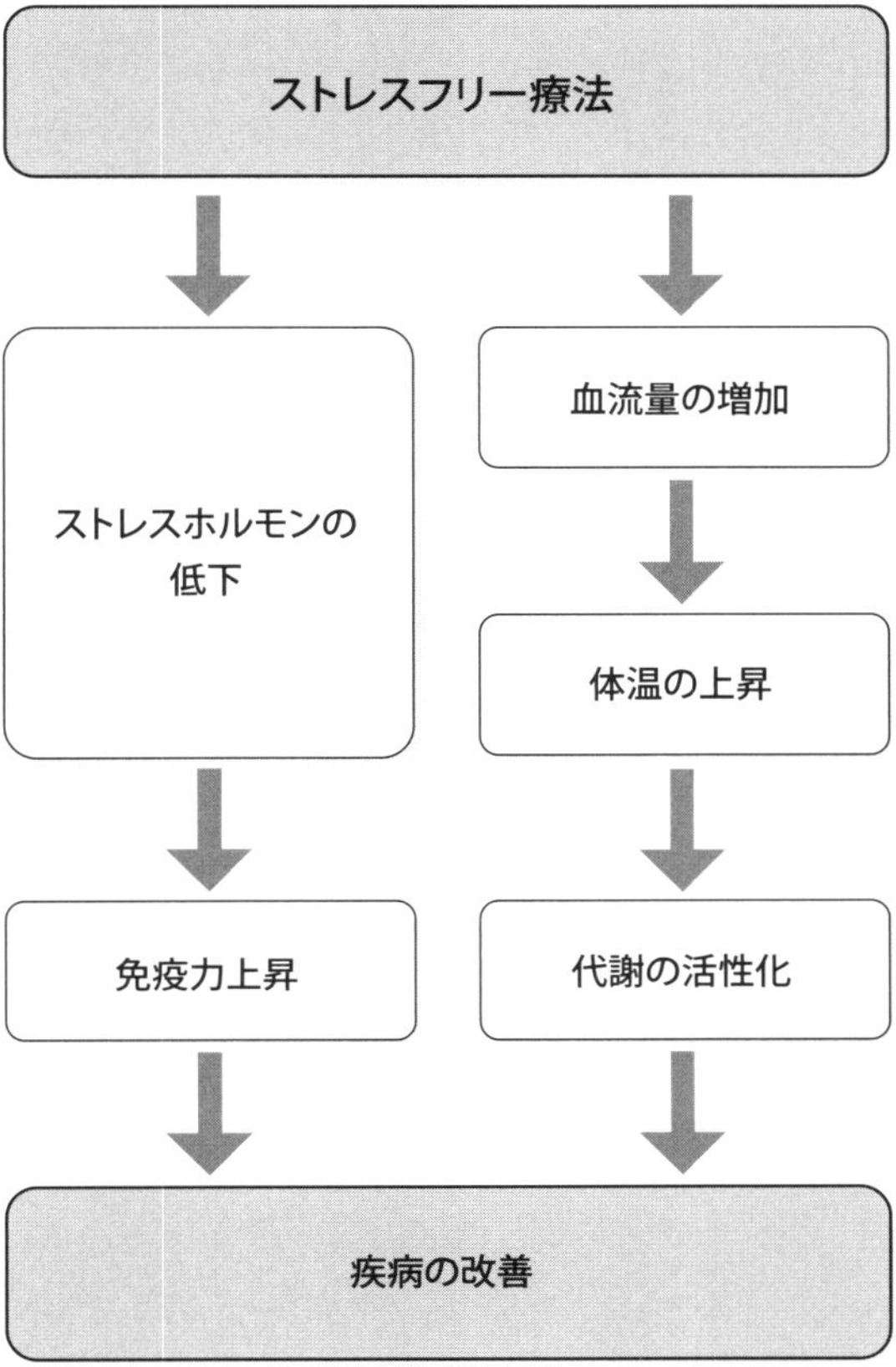

◎不眠や肥満などに効果

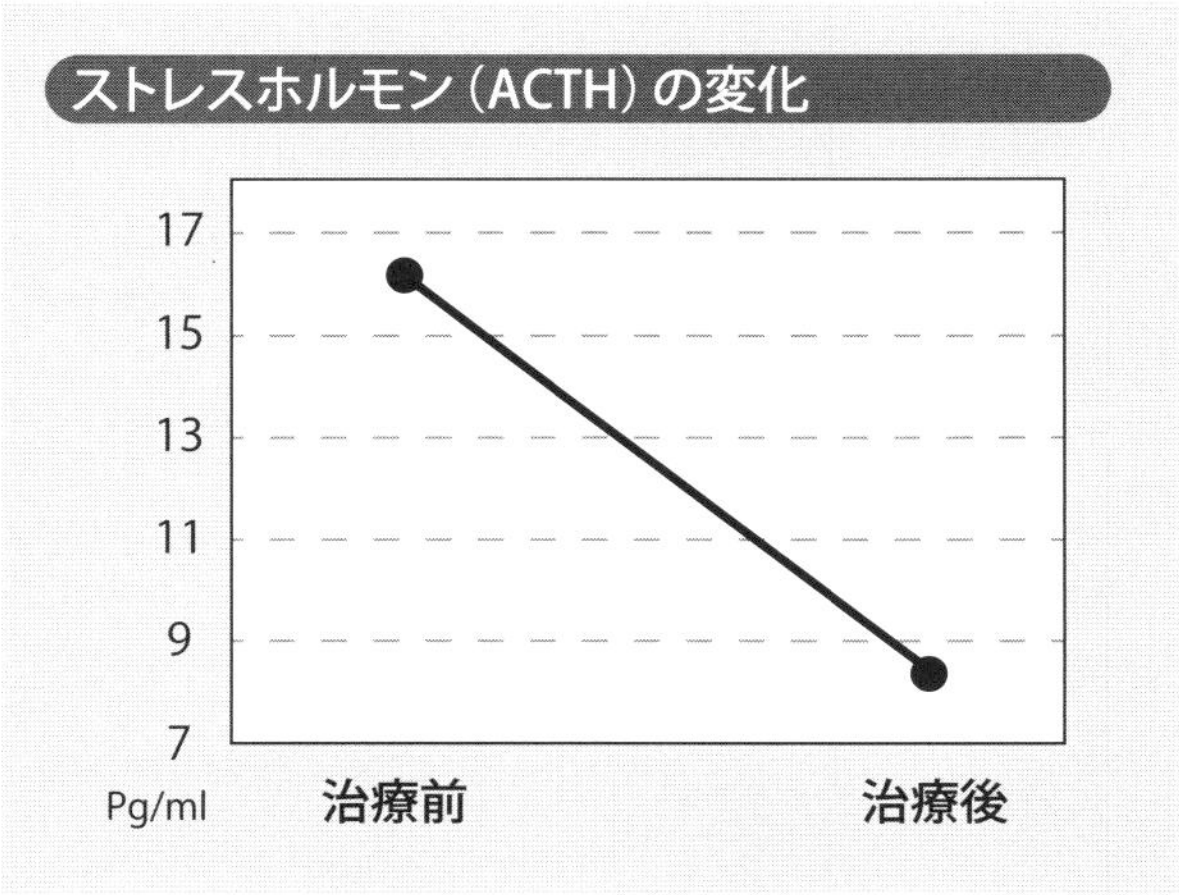

ストレスの状態を反映する副腎皮質ホルモン（ACTH）が増えると、不眠や肥満の要因になります。また、免疫力が低下するため、風邪をひきやすくなります。ストレスフリー療法により、このACTHの分泌が減少することが確認されています。

◎ストレスの軽減に効果

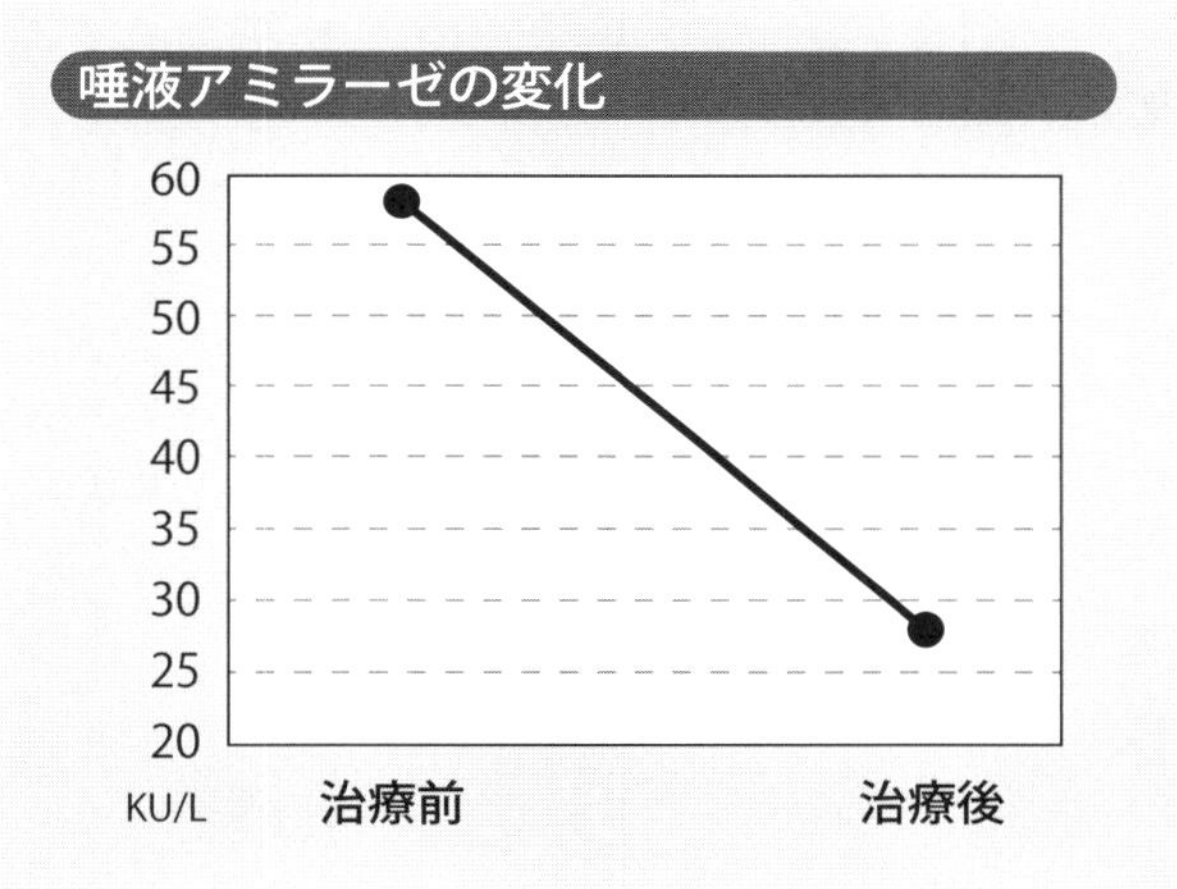

唾液アミラーゼはストレスを評価する交感神経の指標になっています。ストレスが多いほど唾液に含まれるアミラーゼの分泌が増進し、逆にアミラーゼの分泌が少ないとストレスは軽減されます。ストレスフリー療法はアミラーゼの分泌を抑制する効果があります。

◎糖尿病に効果

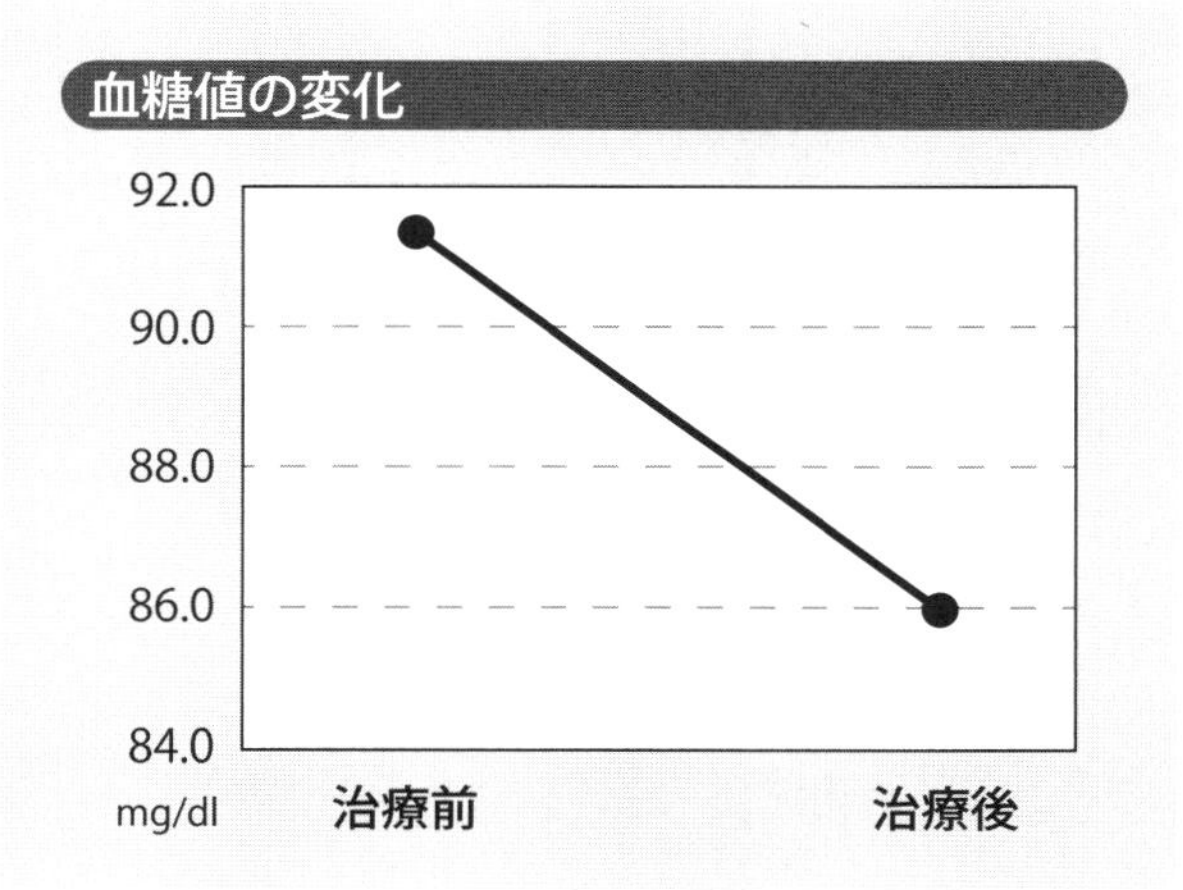

血液中のブドウ糖の濃度を反映する血糖値は、糖尿病の有無や糖尿病の管理に欠かせない指標です。正常な人の場合、空腹時の血糖値は約80mg/dlといわれており、血糖値が高めの人はストレスフリー療法によって健康値に近づける効果があります。

◎高血圧の症状改善

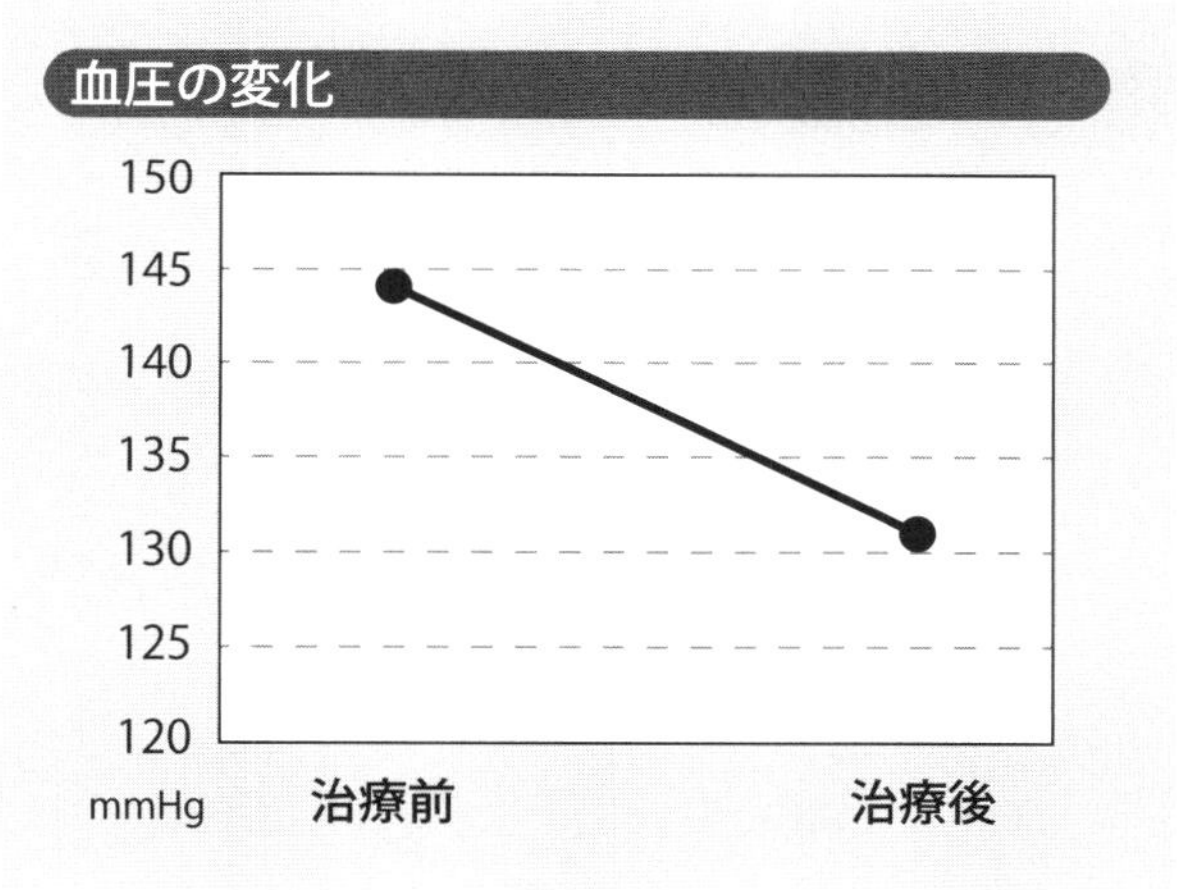

高血圧は心筋梗塞や脳梗塞といった重大な病につながる恐れがあります。心臓が強く収縮することで血管にかかる圧力「収縮期血圧」が140mmHgを超えると高血圧といわれており、臨床結果でストレスフリー療法は正常値まで下げる効果が現れています。

◎動脈硬化の抑制効果

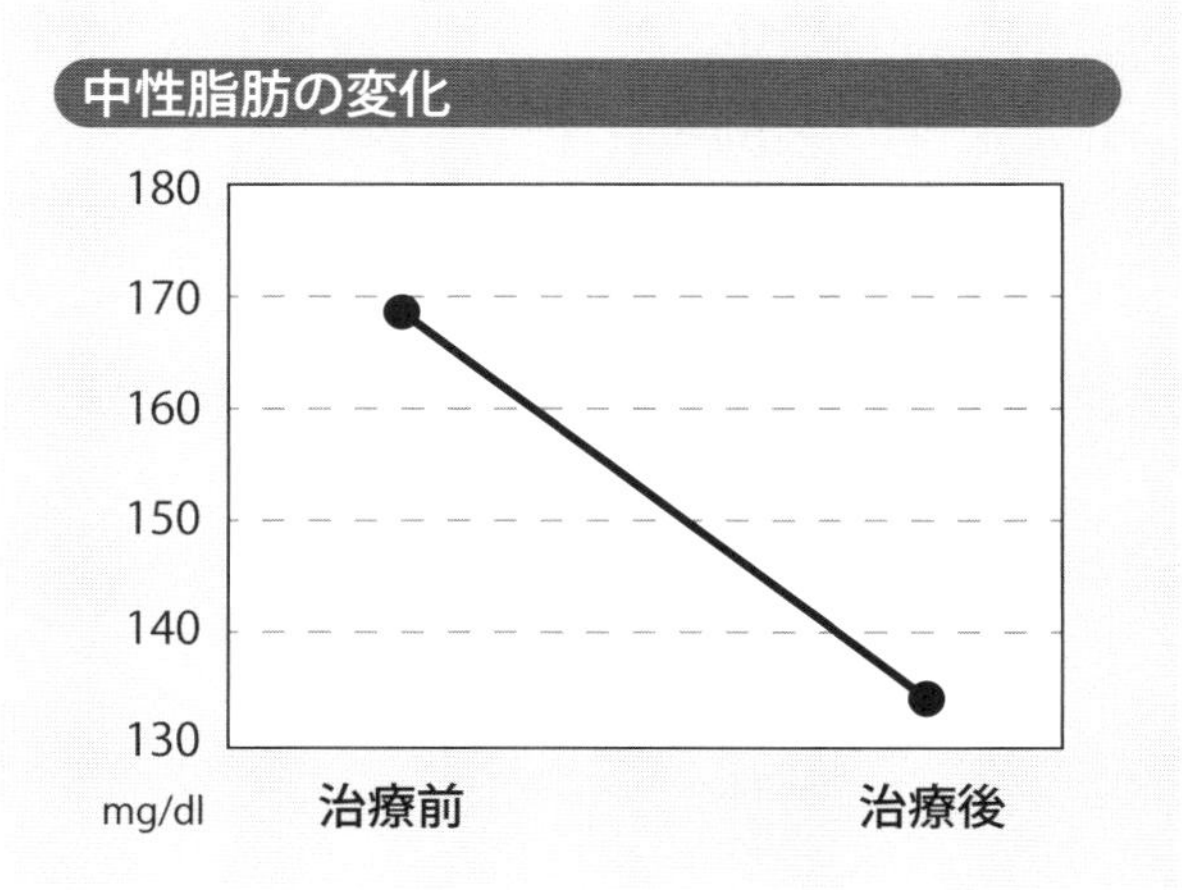

中性脂肪の数値は150mg/dl以上になると、高中性脂肪血症といわれ、注意が必要になります。中性脂肪の値が高いと肥満を招き、生活習慣病の原因にもなり動脈硬化を起こしやすくなります。ストレスフリー療法は、これを抑制する効果があります。

国際学術医学誌「Laser Therapy」に掲載されたストレスフリー療法の論文。「Good Paper Award 2014」を受賞しました。

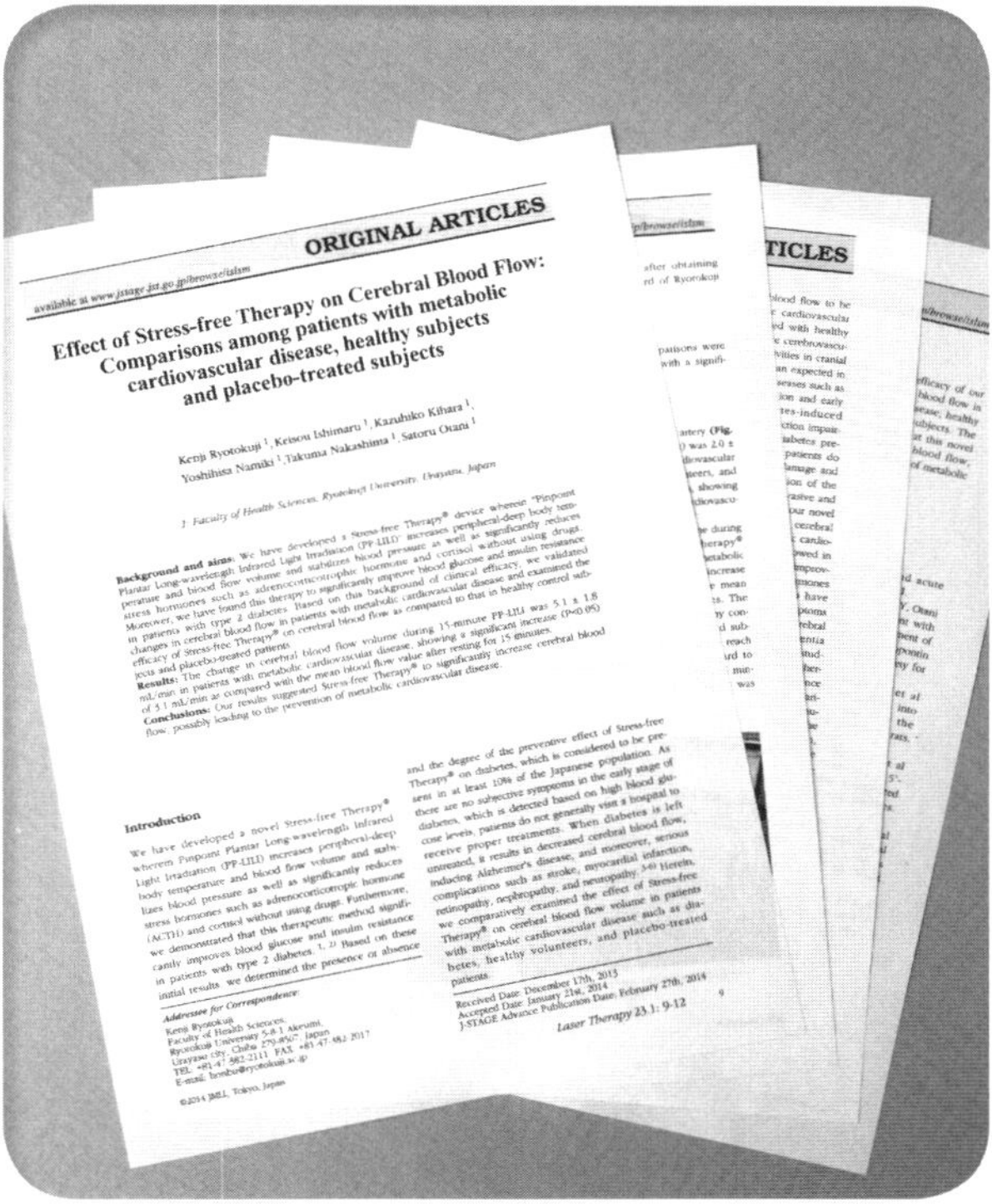

日本をはじめ、米国などでも特許が認められています

ストレスフリー療法は日本をはじめ、米国や豪州、韓国、中国などで特許を取得しています。特許申請したのは、専用の機器や刺激方法とその効果などです。患者11人のデータに基づき、血流の増加率が60パーセント以上の治療効果を得たため、認められました（そのうち、好ましいといわれる増加率120パーセント以上は4人）。臨床データによると、11人の患者のうち、最小の血流増加率は63パーセント、最大が148パーセントでした。また、血流量の増加に伴い、環境温度の影響を受けにくい身体深部の温度「深部体温」の上昇も認められています。さらに、自律神経のバランスも計測した結果、ストレス抵抗度も増加しました。

◎患者 11 人の血流量データ

患者	刺激付与前血流量	刺激付与後血流量	増加率（%）
No.1	1.287	2.1036	63
No.2	3.2791	8.0098	144
No.3	1.7603	2.959	68
No.4	2.8101	4.6872	68
No.5	5.9875	13.0065	117
No.6	3.453	6.9631	102
No.7	2.0954	4.7401	126
No.8	1.4332	3.5227	146
No.9	1.0091	1.7377	72
No.10	3.9592	8.0699	104
No.11	1.5635	3.8743	148

COLUMN

アレルギー治療にも期待がかかる インターロイキン 10 の活性化

日本人の３人に１人は、アレルギー疾患に悩まされているといわれています。喘息やアトピー性皮膚炎、アレルギー性鼻炎や結膜炎といったアレルギー疾患の直接の原因はさまざまですが、その数は年々増加傾向にあります。そうした疾患を克服するための予防治療法の確立は長年の課題です。

「ストレスフリー療法」は、アレルギーの治療法としても期待できることがわかりました。アレルギーの発症に深く関与するといわれるタンパク質「インターロイキン10」の働きを活性化し、アレルギー反応を抑えられることが分かったのです。

アレルギーの治療法といえば、従来はステロイド剤を使うことが一般的でした。アレルギー症状や炎症反応を抑える対処療法が主な目的であるためです。一方で、ステロイド剤は同時にがん細胞を取り除くために必要なリンパ球の働きも弱めてしまうことから、慎重な処方が必要でした。

ところがストレスフリー療法の場合、そうした副作用の心配などがないため、新たなアレルギー治療として効果が期待されています。「インターロイキン10免疫活性に関する」論文は、国際的な科学ジャーナル誌の一つである『Laser Therapy』にも掲載されています。

おわりに

「人はなぜ老いるのか。そして、人はなぜ死ぬのか」。

いつまでも若々しく、そして不老長寿は連綿と続いてきた人々の願いであり夢でした。私が長年にわたり研究して導いた「人々の病気は血流低下によって起きる」という仮説にたてば、ほとんどの病気や老化も説明づけられるのです。

以前書いた著書『長生きのスイッチを教えます―ストレスフリー療法でわかった健康長寿は血流が決め手』（ＰＨＰパブリッシング）に記しましたが、疾病別年代発生率は見事にその法則を示唆しています。そしてこれらの患者の方に共通している症状が存在します。体温低下です。

血管は身体じゅうのすみずみにまで細やかに配されています。そのスケールと緻密性は私たちの想像や概念をはるかに超えるものでした。

そのため、ひとたび血流低下が起きると、地球2周半の長さとなる10万キロメートルにも及ぶ血管に、血液が虚していくことになります。
その影響は甚大で、60兆個にも及ぶ細胞には、その生命活動の元となる酸素や栄養が減少していき、細胞は生か死の選択を迫られるだけでなく、代謝が低下して、同時に体温低下が起きていくのは明らかです。

アルツハイマー型認知症の原因物質とされるβアミロイドの年代別蓄積率、老化の代表的疾患である白内障や変形性膝関節症の年代別発生率など、さまざまな疾病の年代別発生率と、私

疾病別年代発生率

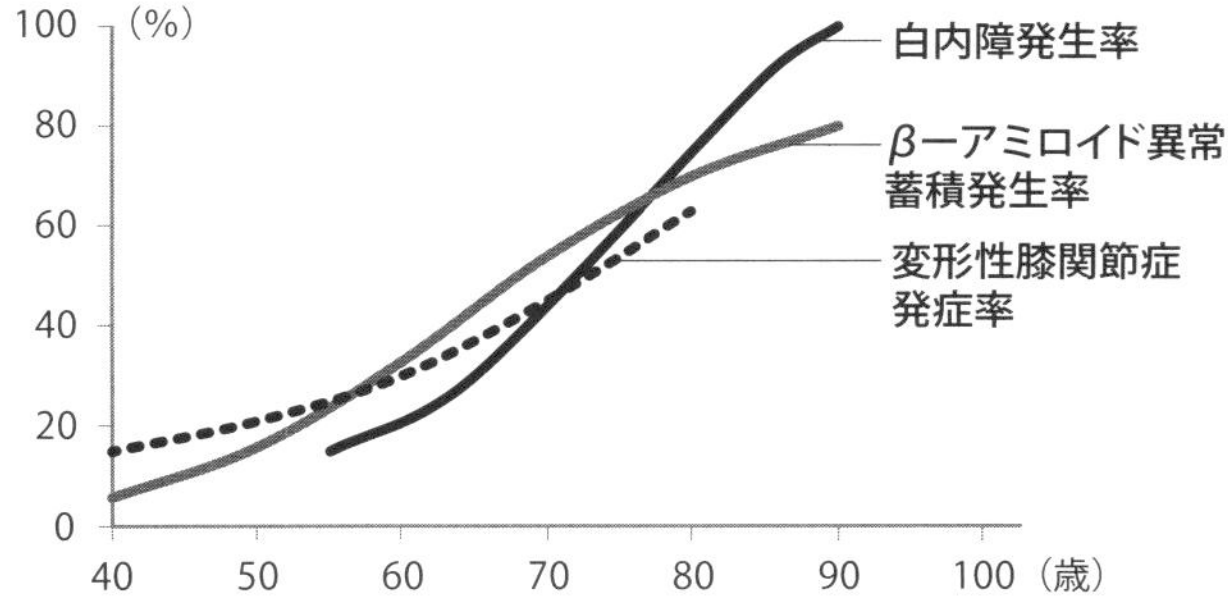

が描いたグラフは一様に符合しているのです。

つまり、さまざまな疾病は血流低下によって起きることを裏付けています。

古来より真理は単純なものに集約されると言われてきました。

そのことに添っていえば、「人々の老化と病気は血流低下によって起きる」と私は臨床結果から提言します。


私が発見したストレスフリー療法は、「ストレスホルモンの低減」、「腸管の蠕動運動の亢進」、「大幅な血流の増幅」の３つの現象が、三位一体で瞬時に起きる事を特徴としています。

ストレスフリー療法のセオリーは、中脘・左足の三里・左右の足裏のＦ点に、同時に心地良いレーザー光による熱を与えます。すると皮膚は反応し、考え行動を起こすのです。皮膚からの情報は全身を駆け巡り、３万近くにも及ぶ遺伝子が交絡し反応します。

そして最終産物としてＶＩＰが発現するのです。

ＶＩＰは全身の血管を拡げ、内臓の平滑筋を弛緩させ、各種のホルモンの分泌を促し、さらには膵液と胆汁の分泌も促すことが知られています。

これらは私たちの消化吸収活動に大きく関わっていますが、ＶＩＰの貢献はこれだけにとどまりません。

腸管の蠕動運動は、腸粘膜上皮細胞であるＥＣ細胞に由来しますが、ＥＣ細胞は胃、小腸、大腸にも存在します。

それぞれのＥＣ細胞には「幸せホルモン」と呼ばれる大量のセロトニンが含まれていて、小腸の内壁をこすったり、圧が加わるとＥＣ細胞が刺激を受け、セロトニンを放出します。そのセロトニンが、粘膜下神経叢と筋層間神経叢を活性化して、腸管の蠕動運動が起きるのです。つまり、ストレスフリー療法によって出現するＶＩＰは、セロトニンの放出を誘導することが判っていて、腸管の蠕動運動が亢進するのはＶＩＰによる効果と思われています。

さらに、ストレスフリー療法による大幅な血流増幅は、トレランス（免疫寛容）をも惹起させることがわかってきました。

例えば今や国民病ともいわれる花粉症は、当然のように正常化されていくのです。

また難治性の潰瘍性大腸炎や慢性関節リウマチ、更には難病の強皮症などにも著効があり、「もう一生歩けませんよ」と国立大学病院で宣告された患者が、嘘のように治り、活動されている現実があります。

しかしながら難治性の自己免疫疾患が、信じられないほど改善されていく現実を目のあたりにしながらもそのメカニズムが理解できていませんでした。

２０１５年７月、私たちの研究チームは歓喜する現象を発見したのです。

研究チームが、ストレスフリー療法を科学的に解明すべく、免疫細胞等の解析装置である高度解析装置サイロメーターを使った実験を行ったところ、世界中の免疫研究者達が追い求めるインターロイキン10の発現を確認しました。

ストレスフリー療法を実施すると、瞬く間に大幅な血流増幅が発生しますが、同時にインターロイキン10が大量に発現することを発見したのです。

人類の病気のほとんどが自己免疫疾患であることは、最新の免疫学の常識となりつつありますが、この自己免疫疾患のキーマンはインターロイキン10です。血中にインターロイキン10が発現すると、自己を攻撃していた免疫細胞はその攻撃の矛を納める。この発見は私の研究を大きく前進させただけでなく、ストレスフリー療法によって難治性の慢性関節リウマチや強皮症、更には潰瘍性大腸炎などが大きく改善されていく事実が科学的に裏付けされたことになりました。これらの研究の成果は科学ジャーナル『Laser Therapy』に掲載されました。

冒頭で記しましたが、人はなぜ老いるのか？　そして人はなぜ死ぬのか。不老不死、若々しく生きることは人類の夢であり希望です。

このテーマは昔から連綿と続いてきましたが、その答えは水という言葉に集約されます。日本では若々しいことを水々しい（瑞々しい）とも言います。赤ちゃんがその典型であり、その水々しいふくよかさは、何に由来するものでしょうか。その問いへの答えは簡単です。

それは、人の身体の半分以上は水分で占めているということです。

さらに私達の体重の12分の1は血液だという事実です。

逆説的に言うなら老いることは、水分が虚していく過程であるとも言えます。

老化は、血液を主体とした水分が虚していくと同時に、全身の60兆の細胞が減っていく現象です。

結果として相対的な栄養やエネルギーの確保や、吸収の低下が細胞死の元凶であることが判ります。

人は何故老いるのか、人は何故死ぬのか、そして人は何故病気になるのか?

連綿として続いてきましたこれらのテーマへの答えは、すべてはストレスによる血流低下によって起きると私は提言します。

今回の執筆の大きなテーマは、私が世界で初めて発見したストレスを身体から除去する術を、広く人々に伝えることでした。レーザー光による機器のストレス除去効率には、はるかに及ばないとしましても、指によるツボへの押圧でもその効果が認められることを、より広く人々に理解して頂けるようにまとめています。

指による押圧でも、約30％の血流増幅が認められることがわかっています。この30％の血流増幅は大きな意味があるのです。

なぜなら、東北大学のチームが発表した、血流を改善したマウスの延命効果に結びつく結果だと言えるからです。

私たちの細胞はまだまだ未知の部分で満たされていて、多くの謎に包まれています。

ストレスフリー療法は、この未知に包まれた偉大なる細胞に酸素や栄養を間断なく供給し、賦活《ふかつ》させるシステムであると考えています。

この本の刊行によって広く人々の間で気軽にストレスフリー療法が実行され、その人々の各々の身体を構成する一つひとつの細胞が蘇り、その総和として健康が訪れることを願っています。

「究極のツボ」を刺激すると健康になる

発行日　2015 年 12 月 24 日　第 1 刷
発行日　2016 年 3 月 1 日　第 3 刷

著者　了徳寺 健二
監修　奥村 康

デザイン　一瀬錠二＋中島隆夫（アートオブノイズ）
写真　高仲建次
校正　荒井順子
取材協力　小坂義生

編集担当　中原昌志、池田剛
営業担当　菊池えりか、伊藤玲奈
営業　丸山敏生、増尾友裕、熊切絵理、石井耕平、綱脇愛、櫻井恵子、吉村寿美子、田邊曜子、矢橋寛子、大村かおり、高垣真美、高垣知子、柏原由美、菊山清佳、大原桂子、矢部愛、寺内未来子
プロモーション　山田美恵、浦野稚加
編集　柿内尚文、小林英史、杉浦博道、舘瑞恵、栗田亘、片山緑、澤原昇、辺土名悟
編集総務　鵜飼美南子、髙山紗耶子、高橋美幸
メディア開発　中原昌志、池田剛
講演事業　齋藤和佳、高間裕子
マネジメント　坂下毅
発行人　高橋克佳

発行所　株式会社アスコム

〒105-0002
東京都港区愛宕 1-1-11　虎ノ門八束ビル
編集部　TEL：03-5425-6627
営業部　TEL：03-5425-6626　FAX：03-5425-6770

印刷・製本　株式会社廣済堂

Printed in Japan ISBN 978-4-7762-0888-4